U0107527

麻醉恢复室实用护理手册

主 编 华 薇 张转运

东南大学出版社
·南京·

图书在版编目(CIP)数据

麻醉恢复室实用护理手册 / 华薇,张转运主编. —
南京:东南大学出版社,2023.4
ISBN 978-7-5766-0665-2

Ⅰ.①麻… Ⅱ.①华… ②张… Ⅲ.①麻醉—护理—
手册 Ⅳ.①R473.6-62

中国版本图书馆 CIP 数据核字(2022)第 254659 号

责任编辑:张 慧   封面设计:毕 真   责任印制:周荣虎

麻醉恢复室实用护理手册

Mazui Huifushi Shiyong Huli Shouce

主 编:华 薇 张转运
出版发行:东南大学出版社
社 址:南京市四牌楼 2 号 邮编:210096 电话:025-83793330
网 址:http://www.seupress.com
电子邮箱:press@seupress.com
经 销:全国各地新华书店
印 刷:南京玉河印刷厂
开 本:700 mm×1000 mm 1/16
印 张:14.75
字 数:290 千字
版 次:2023 年 4 月第 1 版
印 次:2023 年 4 月第 1 次印刷
书 号:ISBN 978-7-5766-0665-2
定 价:98.00 元

本社图书若有印装质量问题,请直接与营销部调换。电话(传真):025-83791830

《麻醉恢复室实用护理手册》编委名单

顾　问：马正良　　顾小萍

主　审：霍孝蓉　　陈　雁

主　编：华　薇　　张转运

副主编：张偌翠　　唐雅静　　李雪云

编　委：（按姓氏首字母排名）

戴黎敏　　杜　萍　　董自错　　顾金甜　　侯　敏

黄　月　　刘　清　　沙　静　　沈安燕　　孙璐莹

邵　敏　　王　玲　　王　江　　王　晴　　魏碧洪

吴　迪　　徐玲玲　　张丽莎　　张　莹　　张双姣

郑丹玲　　庄珊珊　　周淑荣　　黄雅君　　吕雪莉

朱继奎

主编：华 薇

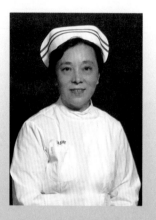

- 主任护师、南京鼓楼医院护理学院副主任培训导师
- 中华医学会麻醉学分会麻醉护理学组委员
- 中国心胸血管麻醉学会麻醉护理分会委员
- 中国医学装备协会护理装备与材料分会手术室专业委员会江苏省省级专业委员会委员
- 南京医学会麻醉学分会麻醉护理学组组长
- 获得多项专利，获江苏省及南京市医学新技术引进奖二等奖3项，江苏省首届护理用品创新二等奖1项，南京市"风尚护士"评选创新能手一等奖，担任省级、市级、院级课题项目负责人10余项，参编专著5部，第一作者或通信作者发表相关论文50余篇

主编：张转运

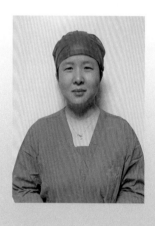

- 南京鼓楼医院麻醉科AICU护士长
- 中华护理学会麻醉护理专业委员会秘书
- 江苏省护理学会手术室专业委员会委员
- 南京医学会麻醉学分会麻醉护理学组组员
- 参与江苏省麻醉科护士岗位培训班的举办
- 参与多项麻醉护理继续教育班的申报和举办
- 主持江苏省现代医院管理中心课题1项，负责南京市医学科技发展项目2项，参与院级课题多项
- 发表麻醉护理相关论文20余篇，获实用新型专利多项

序　言

　　麻醉恢复室(post-anesthesia care unit，PACU)是手术麻醉后患者进行严密监测、早期识别和及时处理各种并发症，直至患者生命体征恢复稳定的单元。PACU工作的开展不仅大幅度提高了手术室利用率，也为麻醉手术患者安全稳定的复苏提供了条件。

　　随着我国各级医院手术量的攀升，PACU已成为忙碌的工作场所之一。患者转运交接紧凑、手术种类繁多、病情变化快；加之高龄及合并多脏器基础疾病患者比重日益增大，给PACU医护人员带来了挑战。麻醉医师常常把麻醉过程用飞行来比喻："麻醉诱导是飞机从起步到升空的过程，即患者从清醒状态至意识、痛觉都完全消失，达到可以实施手术操作的麻醉状态；麻醉维持是飞行过程；麻醉复苏是飞机降落过程，即患者精确、无误、安全地苏醒"，因此PACU是守护患者生命安全的！

　　麻醉科护士为麻醉恢复期患者提供监测与治疗护理，包括在麻醉医师指导下拔除气管导管或喉罩等人工气道、观察识别并协助处理早期麻醉/手术并发症、复苏后患者转运护送与交接等护理服务，这就要求PACU护理人员是经过专业训练的护士。因此提供培训或指导使用的针对麻醉恢复室的实用性书籍，为读者提供系统的专业知识和实践规范具有重要的意义。《麻醉恢复室实用护理手册》一书真正从护理实践出发，由众多具有丰富实践经验的麻醉护理专家编写。

　　编写形式上力求新颖，梳理的理论知识架构较为详细，采用大量流程图描述具体的操作步骤，并附有相关操作视频，使学员能更方便地学习和掌握相关内容，实用性较强。

　　本书在编委会共同协力下，从筹备到付梓成书，经历了一年的时间。我们希望本书的出版能够促进 PACU 护士的专业护理技术和专业素质不断提高，为患者的安全、舒适和快速康复做出贡献。

2023 年 1 月

前　言

加强和完善麻醉医疗服务,是健康中国建设和卫生事业发展的重要内容,对于提升医疗服务能力,适应不断增长的医疗服务需求,满足人民日益增长的美好生活需要具有重要意义。随着麻醉医疗的发展,麻醉护理也进入了飞速发展期,国卫办医函〔2017〕1191号文件、国卫医发〔2018〕21号文件以及国卫办医函〔2019〕884号文件均提出加强麻醉科护理服务,并且明确了麻醉恢复室护士的工作职责、床位比等。麻醉恢复室(PACU)是对麻醉手术后患者进行集中严密观察和监测,继续治疗直至患者的生命体征恢复稳定的单位,对预防麻醉后并发症,保障手术患者安全,加快手术周转,特别是危重患者救治有重要意义。

目前国内PACU麻醉科护士与麻醉医生职责分明,有清晰的分工和协作,麻醉科护士主要正确执行医嘱,协助麻醉医师拔除气管导管或喉罩等人工气道、观察识别并协助处理早期麻醉/手术并发症、复苏后患者转运护送与交接等护理服务。但PACU具有患者流量大、周转快、病情变化迅速、药品及仪器设备多等特点,加上各家医院PACU管理模式多样,发展不均衡,甚至有些医院PACU护士没有接受过麻醉护理专业的培训,不能确保护理质量和护理安全。编写本书,是为与同仁分享PACU护理管理及临床护理经验,也期望能为PACU护士培训等提供有利借鉴。

该书内容丰富,实用性强。全书包括麻醉恢复室基础护理、专科疾病手术患者的护理、常见并发症及护理、安全管理、常见操作流程、常见应急处置共六章内容。编者结合我国发展现状,参考国内外教材及文献资料,完善相关的知识,使其内容力争全面、科学,系统地包含PACU护理管理的所有内容,从而为PACU管理及护士工作进行指导和参考。

本书主要由南京大学医学院附属鼓楼医院、南京市口腔医院、南京市儿童医院的护理同仁编写完成,同时得到了江苏省护理学会、江苏省医师协会麻醉学医师分会领导的指导和支持。在近一年的编写过程中,编委会对书稿的定位、内容的确定以及存在的问题进行了认真的讨论和修改,在此表示衷心的感谢。

限于水平和时间因素,书中难免有错误或疏漏之处,敬请各位专家、同道和读者批评指正,提出宝贵建议和意见。

编者

2023 年 1 月

目 录

第一章

麻醉恢复室基础护理

麻醉恢复室(post-anesthesia care unit，PACU)是对麻醉后患者进行严密观察和监测、继续治疗，直至患者生命体征恢复稳定的场所，对预防麻醉后并发症、保障手术患者安全、加快手术周转，特别是危重患者救治有着重要意义。目前PACU有明确的标准化的苏醒评分标准和转出标准，国卫办医函〔2017〕1191号文件对麻醉恢复室护理工作职责及人员也有相应的要求，但各家医院PACU管理模式多样，发展不均衡。本章将从PACU基础建设、患者一般护理、转入转出护理、基础护理、护理教育及护理评价、感染控制、护理人文关怀方面进行具体的介绍，为其他医疗机构完善PACU基础建设管理提供借鉴。

第一节　麻醉恢复室基础建设

一、主要功能

1. 麻醉后患者的苏醒和早期恢复，使患者生命体征恢复到接近基线水平。
2. 术后早期治疗，包括麻醉和手术后早期并发症的识别和治疗。
3. 改善患者情况，评估并决定其转入ICU或普通病房。
4. 特殊情况下，如需要紧急再次手术时，对患者状况进行术前处理和准备。
5. 必要时可临时提供重症监护服务。

二、设置要求

麻醉恢复室的设计、设备和人员配置应符合《综合医院建筑设计规范(GB 51039—2014)》《医院消毒卫生标准(GB 15982—2012)》等标准，符合国卫办医函

〔2017〕1191 号文件、国卫医发〔2018〕21 号文件、国卫办医函〔2019〕884 号文件等国家相关文件规范要求。

1. 位置：PACU 应与手术室或其他实施麻醉或镇静镇痛的医疗区域紧密相邻，以缩短患者转入时间。如有多个独立的手术室或其他需要麻醉科医师参与的医疗区域，可能需要设置多个 PACU。医院在建设和改造过程中，可考虑将需要麻醉科医师参与的内镜检查/治疗室、介入治疗中心等区域集中管理，以提高 PACU 资源利用率，保障患者安全。

2. 规模：国卫办医函〔2019〕884 号文件建议麻醉后恢复室床位按以下比例设置：①住院手术室。麻醉后恢复室床位数量与手术台数量比≥1∶2。②日间手术室。麻醉后恢复室床位数量与手术台数量比≥1∶1。③无痛诊疗中心。麻醉后恢复室床位数量与手术台（诊疗台）数量比≥2∶1。医疗机构应根据手术种类、手术间数量以及患者是否在带有气管导管的情况下入 PACU 等情况，参照国家标准设立床位。

3. 布局：PACU 采用大房间集中安置患者，以护士站为中心，常以圆（扇）形或方形布局设置床位，这样的集中布局可保证护士在治疗过程中能直接观察到所有患者，及时发现问题。

4. 环境：PACU 环境清洁、光线充足，设有层流系统或具备良好的通风条件，温度保持在 20～25℃，相对湿度为 50％～60％，按医院感染规定做好环境清洁与消毒。

三、人员设置和护士岗位职责

麻醉恢复室需配备高年资医师、护士和必要的辅助人员。人员数量及资质应根据医院实际需求确定，所需的床位数应根据手术种类、手术间数量以及患者是否在带有气管导管的情况下入 PACU 等合理配置。其中《麻醉科医疗服务能力建设指南（试行）》建议恢复室护士人数：恢复室实际开放床位数量≥1∶1。

麻醉恢复室护士负责患者在麻醉恢复期间的监测与护理工作。包括：①PACU 内医疗设施、设备、床单元的管理、日常维护及使用，麻醉药品、急救药品、物品耗材的管理与使用；②接收转入 PACU 的患者，连接监护设备、呼吸机或给氧装置，检查和妥善固定各种导管；③根据医嘱为患者进行气管导管拔出、血气分析、血糖检测、用药或其他操作；④对患者生命体征的监测和危急值的初步识别、报告，对疼痛的评估；⑤初步评估患者是否适合转出 PACU；⑥护理文书的记录与保管；⑦麻醉恢复室和室内物品的消毒、清洁工作。

四、仪器设备的配置与管理

每张床位配备电源、吸氧装置和监护仪,每个恢复室区域应配备麻醉机或呼吸机、吸引器、抢救车、除颤仪、血气分析仪、床旁超声仪、便携式监护仪、肌松监测仪、气道管理工具、简易人工呼吸器等。做好所有仪器设备的登记与管理工作,每日清点,班班交接,按规定做好清洁与消毒,若有异常及时报修。

1. 监护设备:需配备具有监测脉搏血氧饱和度、有创/无创血压、呼吸末二氧化碳分压、肌松功能、体温等功能的监护仪,根据需求可以配备超声仪、ECG、颅内压监测、心排血量测定等特殊监测设备,监护设备需处于备用状态;配备足够的便携式监护仪、氧气筒供转运患者使用。

2. 呼吸支持设备:应配备满足临床需求的呼吸机或麻醉机、简易呼吸器、吸氧装置、氧气瓶等。

3. 抢救设备:除颤仪、急救车、气管插管物品等。

4. 其他设备和设施:血气分析仪、负压吸引装置、输液泵、注射泵、血糖仪、掌上电脑(personal digital assistant,PDA)、保温及加温设备(如加温毯)、消毒装置(如紫外线灯)、应急灯等。

五、药品

应配备的药品种类包括麻醉期常用药品。药品配有一定基数,每日清点,分类放置,标签明确;麻醉精神类药品,按照管理条例规范使用。

六、规章制度

麻醉恢复室是由麻醉手术科管理的独立医疗单元,应建立健全各项管理制度和岗位职责,包括患者转入/转出标准与流程、护理常规、护理操作流程、突发状况应急处置预案、术后并发症处置预案、消毒隔离制度等,使护理人员在实际工作中有章可依、有据可循。

第二节　患者转入麻醉恢复室的护理

本节概述了患者转入麻醉恢复室这一时段护士可能需要完成的工作及需要关注到的护理要点,为明确患者入麻醉恢复室医护人员交接班职责以及有序开展护理内容提供参考,同时避免交接环节遗项、漏项,提高入室交接完整率及效率。

一、麻醉恢复室(PACU)的收治标准

1. 术后气管导管未拔出的全身麻醉患者。
2. 术后神志未清醒、自主呼吸未完全恢复、肌张力差的麻醉患者。
3. 各种神经阻滞发生意外情况,手术后需要继续监测治疗的患者。
4. 术后氧合不全及(或)具有通气不足的症状或体征的患者。

二、入室交接

1. 与巡回护士交接:患者一般信息、手术名称、物品、药品、皮肤、体温、血管通路、引流通道、特殊事件等。
2. 与麻醉医生交接:术前访视患者特殊病史、术中情况(呼吸、循环情况,生命体征,出入量,其他事件)、术后注意事项等。
3. 其他:根据患者情况填写并悬挂床头牌、警示牌等,提醒管床护士患者麻醉复苏期的观察要点及注意事项。

三、连接呼吸机和监护仪

1. 呼吸机支持:带气管导管的患者入室后给予呼吸机辅助呼吸,首先根据患者体重、基础疾病等在医生的指导下调节呼吸机参数,根据呼气末二氧化碳分压或血气分析数值再次确认呼吸参数,并注意检查管路各个连接处的紧密性,以防漏气。
2. 监护仪监测:一般连接顺序为指脉氧夹、动脉导管或血压袖带、心电导联,监测指标包含心率、心律、血氧饱和度、无创血压、有创血压、呼气末二氧化碳分压、体温、呼吸频率等。
3. 需要注意的是在气道和循环稳定以后再去处理其他的问题。

四、管路护理

1. 气管导管:检查气管导管是否在位、通畅,置入深度,并检查和调整气囊压力,使气囊压力维持在 $25\sim30\ cmH_2O$。
2. 血管通路:包括动脉测压导管、深静脉置管、外周静脉或留置的输液港、PICC 等。确保各类血管通路在位、通畅,注意输液管路应调节合适的滴速,避免在

置有输液港、PICC 的肢体测量无创血压,并按照各类血管通路护理常规进行护理。

3. 非血管通路:包括鼻肠管、鼻胃管、伤口引流管、尿管等。确保各类非血管通路在位、通畅、安全放置,根据各类管路的护理常规进行检查及护理。

五、观察瞳孔

观察患者双侧瞳孔是否等大、等圆,对光反射是否存在,并注意和术前情况做对比,如有异常及时汇报医生。

六、皮肤护理

1. 入室时根据患者基础情况、手术体位及手术过程评估患者皮肤状态,重点观察俯卧位、侧卧位等体位着力点处皮肤,对已经发生压力性损伤的患者予以对症处理;给予高风险患者相应的皮肤保护措施,如加铺水凝胶垫、覆盖泡沫敷料、涂抹液体敷料等。

2. 固定各类管道时,使用高举平台法,避免发生医疗性器械损伤;移除固定气管导管贴膜时警惕脸颊部发生皮肤黏胶性损伤。

3. 保持床单元及患者衣服干燥、清洁、平整。

4. 持续关注患者皮肤状态,做好交接班。

七、体温保护

1. 患者入室后常规监测患者体温,根据体温数值采取相应的保暖措施。

2. 复苏过程中触摸患者皮温,观察患者有无肌束震颤,及时汇报医生处理。

3. 患者苏醒后,注意倾听患者主诉,调整保暖措施。

4. 麻醉恢复室常用的保暖措施包括:①加盖盖被;②使用暖风机或保温毯,温度宜调节为 38℃。保暖时持续监测体温,体温恢复后及时去除保温设备,防止过热。

八、患者约束

入室时应交接患者的日常精神状态,对有意识不清或精神异常病史的患者,可适当予以约束。对于大部分患者,护士应在麻醉复苏期加强观察,及时识别苏醒迹象,初步判断气管导管拔管指征,汇报医生,及时处理,避免苏醒躁动造成意外拔管。

九、动脉压力监测及动脉血气分析

1. 入室连接有创压力监测系统,正确校零后持续行有创动脉压力监测。

2. 动脉采血及血气分析:为防止感染,抽取血标本时应严格无菌操作,检查管路连接紧密性,避免空气进入。

十、书写护理文书

做好复苏期记录,填写转运交接单。

第三节　麻醉恢复期患者一般护理常规

患者在麻醉苏醒过程中可能出现生理功能紊乱及一系列并发症,早期的评估、诊断及干预对保障患者安全具有重要意义。麻醉科护士需了解患者情况,持续进行及时性、周期性监测评估和记录各项指标,并针对可能发生的并发症或危急事件做好相应的护理。

一、观察要点

1. 生命体征:心率(heart rate,HR)、心律、有创血压(invasive blood pressure,IBP)/无创血压(non-invasive blood pressure,NIBP)、呼吸、脉搏、体温、脉搏血氧饱和度。

2. 循环系统:心电图(ECG)、心脏超声、容量管理指标(CVP、PPV等)。

3. 呼吸系统:胸部CT、肺功能试验、双肺听诊、胸廓起伏、呼气末二氧化碳分压(end-tidal carbon dioxide partial pressure,$PetCO_2$)、气道压力。

4. 神经系统:意识状态,瞳孔大小、形状、对光反射,四肢肌力、运动功能、感觉。

5. 血气分析指标:呼吸指标、酸碱平衡指标、电解质指标。

6. 气管导管的观察:置入深度、固定状态、气囊压力、有无牙齿松动、有无义齿、口唇及周围皮肤受压情况。

7. 手术切口:有无渗血、渗液,敷料是否清洁干燥。

8. 管道护理:引流管名称、数量、固定情况、是否通畅、放置位置。观察引流液的引流量、颜色、性状等。

9. 疼痛：强度、性质、部位、持续时间等。

10. 皮肤：皮肤完整性有无受损、受压部位等。

11. 心理：紧张、焦虑、恐惧、抑郁、烦躁等。

二、护理要点

1. 呼吸系统的护理

（1）气管导管的护理

① 置入深度：成年男性22～24 cm，女性20～22 cm，儿童＝（年龄/2＋12）cm。身材矮小患者根据听诊双肺呼吸音的具体情况而定。

② 固定状态：确认气管导管妥善固定，无嘴唇或口角压迫，如有应及时调整。

③ 套囊压力：使用套囊压力监控仪监测套囊压力，控制压力在25～30 cmH$_2$O，套囊软硬度可与鼻尖软硬度相似。

④ 有无牙齿松动、义齿：有非固定义齿者，术前应取出义齿；牙齿松动者，做好交接提醒，拔管时嘱患者口张大，气管导管避免触及松动牙齿；拔管结束，与患者确认牙齿数量，如有牙齿脱落，需找到脱落牙齿，确认其不在气道内。

⑤ 气管导管观察：拔除气管导管后，如发现导管上有血丝及血块，应妥善保存并汇报麻醉医生。

（2）呼吸指标

① 呼吸频率：正常成人呼吸频率为10～16次/min。气管导管拔除后，部分患者受麻醉或镇痛药物残余作用影响，呼吸频率减慢；部分患者受手术切口部位疼痛的影响，呼吸频率加快或减慢。

② 呼吸幅度：正常情况下患者胸廓或腹部起伏明显。部分患者受手术切口部位疼痛的影响，呼吸幅度减小，造成术后二氧化碳蓄积。部分患者因精神紧张，呼吸深而快，过度通气，造成呼吸性碱中毒，患者会出现肢体麻木症状。

③ 脉搏血氧饱和度：是指通过对动脉脉搏波动的分析，测定在一定的氧分压下，血液中氧合血红蛋白占全部血红蛋白的百分比值。成人脉搏血氧饱和度正常值≥95％。

④ 呼气末二氧化碳分压（PetCO$_2$）：是指呼气终末期呼出的混合肺泡气中的二氧化碳产生的张力或含有的二氧化碳浓度值。PetCO$_2$正常值为35～45 mmHg，略低于动脉血二氧化碳分压（partial pressure of carbon dioxide in arterial blood，PaCO$_2$），若术中使用腹腔镜，气腹可能造成碳酸血症，引起PetCO$_2$增高。

⑤ 动脉血氧分压（PaO$_2$）：是指动脉血中可溶解状态的氧气所产生的张力。

正常成年人 PaO_2 值为 $80\sim100$ mmHg。年龄大于 70 岁时，$PaO_2>70$ mmHg 为正常，$PaO_2<60$ mmHg 即表示有呼吸衰竭，$PaO_2<30$ mmHg 则提示有生命危险。

⑥ 动脉血二氧化碳分压（$PaCO_2$）：是指动脉血中可溶解状态的二氧化碳所产生的张力。正常值为 $35\sim45$ mmHg，$PaCO_2<35$ mmHg 为通气过度，$PaCO_2>45$ mmHg 为通气不足。$PaCO_2$ 是判断各型酸碱中毒的主要指标。

（3）加强影响呼吸风险因素的管理：对影响呼吸的重要因素实行警示信息管理。

① 患者相关因素：插管困难病史，高龄，肥胖，阻塞性睡眠呼吸暂停综合征，类风湿性关节炎，强直性脊柱炎，下颌关节功能障碍，小口、大舌、小颌畸形或牙齿异常，气管憩室，颈面部烧伤、创伤，巨大颈部肿块、胸骨后肿块或纵隔肿块，颈椎固定或异常，颈短，喉位置高，会厌或声门下异常。此类患者入室后警示提醒，严格把握拔管指征，待患者完全清醒、肌力恢复时进行脱机试验，行血气分析后，方可遵医嘱拔除气管导管。

② 手术相关因素：a. 围手术期气道恶化。手术或其他因素导致解剖扭曲、出血、血肿或水肿等，增加拔管难度。b. 头颈部等伸展活动被限制。手术结束后需固定头部或颈部。

③ 特殊体位长时间（>4 h）手术。在头低脚高位或斜坡卧位进行手术，在缺乏气道监测时输注大量液体后及使用大号（内径>7.5 mm）气管导管，容易导致颈部或气道水肿。

（4）呼吸机报警的管理：根据报警提示分析报警原因，采用对应的处理方法（详见本书第五章第四节中的"患者入室呼吸机的使用及调节操作流程"相关内容）。

（5）苏醒征象

① 心率增快，血压升高：即将苏醒的患者心率、血压一般会逐渐上升。

② 自主呼吸恢复：患者开始逐渐恢复自主呼吸，呼吸肌开始工作，会因为与呼吸机的工作节律不同而产生人机对抗，表现为二氧化碳波形改变、潮气量的增高或降低、呼吸频率的改变、呛咳等。

③ 吞咽：即将苏醒的患者可能因为气管导管的刺激而产生吞咽的动作，这也表明患者肌肉力量在恢复。

④ 表情：患者由镇静状态的平静表情转为出现眼球转动、皱眉或流泪等表现。

⑤ 活动：患者开始出现小幅度的活动，如四肢抬起、头部转动、身体扭动等行为。

⑥ 双频谱指数(bispectral index,BIS)：BIS 数值范围为 0～100,数值越大,代表患者清醒程度越高。

(6) 拔管指征

① 神志清楚,能有效交流。

② 肌力正常：头能抬离床面持续 5 s 以上,双上肢能上举坚持 10 s。脊柱损伤患者能够配合勾脚动作,下肢肌力达到术前水平。

③ 咳嗽反射恢复,咳痰有力。

④ 能够睁眼、皱眉。

⑤ 潮气量及呼吸频率正常。

⑥ 吸入空气时,SpO_2 能达到 95％,或达到术前水平。

⑦ 血流动力学稳定。

2. 循环系统的护理

(1) 心率/心律：心率正常值是 60～100 次/min,恢复期心率的波动往往与患者的苏醒、疼痛、血压、血容量等相关,同时我们应参考患者的基础心率,维持心率相对平稳。同时要求麻醉护士能辨认常见的心律失常的 ECG 波形,若患者发生心律失常,能迅速识别心律失常的类型,处理措施具体可见本书第三章第一节中的"心律失常"部分内容。

(2) 血压(有创血压/无创血压)：患者的血压调控应参考患者的基础血压。对血压超过基础血压 25％～30％和血压≥160/100 mmHg 的患者可采用控制性降压,对血压低于基础血压 20％的患者可采用控制性升压。一般桡动脉有创血压与无创血压相差不超过 10 mmHg。条件允许时可同时监测有创、无创血压,或者双侧肢体进行无创血压测量,对比了解差值。

(3) 容量监测：无创监测容量的指标包括心率、无创血压、尿量、尿比重等,均可在一定程度上反映机体的容量水平,但是存在无敏感性和特异性、易被其他因素干扰等缺点;有创监测容量的指标包括中心静脉压(central venous pressure,CVP)、肺动脉楔压(wedge pressure of pulmonary artery,PAWP)、心室舒张末期容量(end-diastolic volume,EDV)、每搏量变异度(stroke volume variation,SVV)等。研究显示,CVP、PAWP 预测容量的能力有限,在一定条件下,SVV 波动的差值百分比越大,说明血容量越不足。临床上应结合各种指标综合判断患者的容量情况,可配合医生使用 B 超探查上下腔静脉的充盈程度。

3. 神经系统的护理

在麻醉恢复室期间,神经系统的观察和护理应聚焦在入室、拔除气管导管时及拔除气管导管后这三个特殊时刻。这三个时刻均需评估患者的意识状态,瞳孔大小、形状,对光反射是否存在,四肢肌力、运动功能、感觉。尤其是对于脊柱手术、脑科手术、血管科手术、多发伤、有深静脉血栓的患者。

(1)意识状态评估:意识状态是大脑功能活动的综合表现,是对环境的知觉状态。正常人应表现为意识清楚,反应敏捷、准确,语言流畅、准确,思维合理,情感活动正常,对时间、地点、人物判断力和定向力正常。意识障碍是指个体对外界环境刺激缺乏正常反应的一种精神状态。任何原因造成大脑高级神经中枢功能损害时,都可出现意识障碍,表现为对自身及外界环境的认识及记忆、思维、定向力、知觉、情感等精神活动的不同程度的异常改变。当患者意识状态发生变化时,应及时识别,汇报医生。意识障碍分级见表1-1。

表1-1　意识障碍分级

分　级		表　现
1. 嗜睡		患者处于持续睡眠状态,但能被言语或轻度刺激唤醒,醒后能正确、简单而缓慢地回答问题,但反应迟钝,刺激去除后又很快入睡
2. 意识模糊		其程度较嗜睡深,表现为思维和语言不连贯,对时间、地点、人物的定向力完全或部分发生障碍,可有错觉、幻觉、躁动不安、谵语或精神错乱
3. 昏睡		患者处于熟睡状态,不易唤醒。可被压迫眶上神经、摇动身体等强烈刺激唤醒,醒后答话含糊或答非所问,停止刺激后即又进入熟睡状态
4. 昏迷	浅昏迷	意识大部分丧失,无自主运动,对声、光刺激无反应,对疼痛刺激(如压迫眶上缘)可有痛苦表情及躲避反应。瞳孔对光反射、角膜反射、眼球运动、吞咽反射、咳嗽反射等可存在。呼吸、心率、血压无明显改变,可有大小便失禁或潴留
	深昏迷	意识完全丧失,对各种刺激均无反应。全身肌肉松弛,肢体呈弛缓状态,深、浅反射及病理反射消失。机体仅能维持循环与呼吸的最基本功能,呼吸不规则,血压可下降,大小便失禁或潴留

(2)肌力、运动、感觉的评估:做好交接班,详细了解患者术前肌力、运动及感觉情况。患者麻醉苏醒后正确评估,当发生与术前不一致的情况时,及时汇报医生。临床常用评估方法:①双手握拳或与评估者握手;②上举双上肢;③勾脚趾;④抬高双下肢;⑤询问皮肤有无感觉异常。肌力评估标准见表1-2。

表 1-2 肌力分级

分 级	表 现
0级	完全瘫痪、肌力完全丧失
1级	肌肉轻微收缩,但不能做动作
2级	肢体能在床面上移动,但不能抬起
3级	肢体能抬离床面,但不能对抗阻力
4级	能做对抗阻力的动作,但较正常差
5级	正常肌力

(3) 瞳孔的观察:需观察瞳孔的直径大小(双侧瞳孔正常直径为 2~4 mm),是否对称、等大等圆,对光反射是否存在、是否灵敏等。与麻醉和手术相关的一些瞳孔改变的因素:①麻醉深度较深时患者瞳孔小;②一些药物例如阿托品、肾上腺素等会使瞳孔变大;③术中发生大出血的患者尤其需要观察瞳孔大小,它是反映机体缺血、缺氧较为敏感的观察指标,当瞳孔扩大时要警惕有无脑缺氧发生;④双侧瞳孔大小不等常提示有颅内病变,如小脑幕切迹疝。

(4) 苏醒延迟:目前苏醒延迟的时间概念没有统一,但大都认同"全身麻醉后超过 2 h 意识仍然不恢复,即可认定为麻醉苏醒延迟"的观点。苏醒延迟与麻醉药物作用时间延长,呼吸功能不全引起的低氧血症,心血管功能障碍如低血压、心律失常,低体温,代谢导致的低血糖、高血糖,水电解质代谢紊乱等有关。护理措施:①当患者全身麻醉后 2 h 还未苏醒时,需给予患者细心的护理和监测,观察通气、生命体征、血气分析各项指标是否有异常,同时注意观察患者瞳孔、尿量和各种引流量的变化;②遵医嘱用药治疗,及时纠正各种代谢紊乱。

(5) 神经损伤:神经系统的损伤包括中枢神经系统损伤和外周神经系统损伤。中枢神经系统损伤表现为脑卒中和脊髓损伤,常见于颅内手术、颈动脉内膜切除术、多发性外伤、脊柱手术后。护理措施:如怀疑脑卒中,应及时汇报医师,尽早做头颅 CT 或 MRI 检查,并严密观察意识、瞳孔、生命体征、神经系统体征等,同时要避免造成颅内压骤然增高的因素,如呼吸道梗阻、高热、剧烈咳嗽、便秘、癫痫发作等,详细可见本书第三章"全身麻醉常见并发症及护理"中的"脑血管意外";脊髓损伤表现为手术后出现四肢麻木无力、感觉障碍,需及时通知外科医生。外周神经系统损伤常见于尺神经、桡神经、闭孔神经、腓总神经和因面罩通气时压迫引起的第 7 对颅神经主分支损伤,危险因素多为手术直接损害和术中体位安置不妥,如桡动脉穿刺、术中手臂过度外展、截石位、手术时间长于 4 h、低体重。护理措施:应严密监测,观察肢体感觉,早期发现潜在的神经损伤如血肿或脓肿、手术敷料包裹过紧、手术辅助器械使用不当、神经部位受压等。

4. 酸碱平衡指标

(1) pH：正常范围为 7.35～7.45,pH<7.35 为酸中毒,pH>7.45 为碱中毒。pH 出现异常是呼吸和代谢双重影响的结果。

(2) $PaCO_2$：由于 CO_2 的弥散力很强,动脉血与肺泡气中的 CO_2 几乎是平衡的,因此可以衡量肺泡通气情况,是反映呼吸性酸碱平衡重要指标。$PaCO_2$>50 mmHg 则提示呼吸性酸中毒。

(3) BE 和 BD：BE 即碱超,BD 即碱缺,是指在标准条件(血温 37℃、$PaCO_2$ = 40 mmHg 和血红蛋白充分氧饱和)下,将血浆或全血的 pH 滴定至 7.40 时所需用的酸或碱量。凡 pH<7.40,需加碱滴定,说明体内酸过多,称为碱缺(BD),其值冠之以"一"号;凡 pH>7.40,需加酸滴定,说明体内碱过多,称为碱超(BE),其值冠之以"十"号。所以正常人的 BE 或 BD 在 0 附近变化。BE 或 BD 是反映代谢性酸碱平衡的重要指标。

5. 电解质指标

(1) 钠代谢紊乱：正常血清钠浓度为 135～145 mmol/L。血清钠浓度低于 135 mmol/L 时应及时汇报医生,遵医嘱纠正,如停止输注低张无钠液体、限液、利尿等;血清钠浓度高于 145 mmol/L 时,遵医嘱采取补水等措施给予纠正。

(2) 钾代谢紊乱：正常血清钾浓度为 3.5～5.5 mmol/L,通常情况下血钾浓度反映体内总钾含量。血清钾浓度低于 3.5 mmol/L 时为低钾血症,当血气分析示低钾血症时,及时汇报医生,遵医嘱给予静脉补钾,注意静脉补钾的浓度和速度限制。血清钾浓度高于 5.5 mmol/L 时为高钾血症,应立即停用一切含钾药物和溶液,遵医嘱降低血钾浓度的药物：①给予钙剂,如 10％葡萄糖酸钙 10～20 ml 稀释后缓慢静脉注射;②促进钾向细胞内转移,静脉滴注葡萄糖、胰岛素、碳酸氢钠;③促进钾排泄,静脉给予利尿剂,如呋塞米 20～40 mg。

(3) 钙代谢紊乱：正常血清钙浓度为 2.25～2.75 mmol/L。血清钙浓度低于 2.25 mmol/L 为低钙血症,出现手足抽搐、喉头痉挛等症状时应立即处理,可遵医嘱使用 10％葡萄糖酸钙 10～20 ml 稀释后缓慢静滴,注意观察并调整剂量;血清钙浓度高于 2.75 mmol/L 为高钙血症,高钙血症常伴有低血容量,补充血容量可增加钙剂排出等。

6. 手术切口的护理

加强对手术切口张力、渗出液颜色及量的观察。嘱患者卧床休息,床头适当抬

高 $15°\sim30°$,膝下垫软枕使腹部肌肉放松。指导患者咳嗽时应当平卧,使切口张力减少,两手应当轻轻压住腹部两侧,减少震动。观察切口有无渗血、渗液,敷料是否清洁干燥,渗出较多需换药时,及时更换切口敷料,严格执行无菌操作规程。

7. 管道护理

(1) 静脉通路:查看患者输液情况(量、性质、滴速、管道连接),观察输液部位情况。当患者置有 PICC 或输液港时,避免在置管侧肢体监测无创血压。深静脉置管患者入室应检查导管通畅程度及置入深度,确认导管通畅后如不需要输血、输液可进行封管,如有穿刺点渗血应及时更换敷料。

(2) 动脉导管:注意换能器零点的位置,应与心脏保持同一高度,仰卧位时平腋中线,常作为校零的指示位置。动脉导管连接紧密,固定牢固,加压袋压力合适,维持导管通畅。动脉穿刺处敷料清洁干燥,皮肤不受压。经动脉导管行血气分析时,做好质量控制。拔除动脉导管后按压穿刺部位至不出血,并加压包扎,注意包扎处的血运状态,止血后及时拆除加压包扎。

(3) 引流管:清楚患者引流管路数量,各引流管道有效固定、正确标识,观察管道有无受压、扭曲及导管异位;记录引流量、颜色和性状;进行管道意外拔管风险评估,根据评估结果制定相应护理措施预防意外拔管。检查尿管通畅性,当尿液少时,在排除内环境因素影响之后,注意检查患者腹部体征及有无膨隆,无法判定时可采用 B 超检查,及时识别管道异常情况。

8. 疼痛护理

(1) 使用合适的评分量表评估患者的疼痛强度。患者气管导管拔出前可以使用重症监护疼痛观察工具(critical care pain observation tool,CPOT)。患者气管导管拔除后可使用数字评定量表(numerical rating scale,NRS)、面部表情疼痛评估法(Wong-Baker faces pain scale revision,FPS-R)。

(2) 根据评估结果有效干预。当 CPOT 评分>1 分时,及时汇报医生并有效处理;当患者处于轻度疼痛时,告知其疼痛的原因,给予言语安慰,取合适体位或分散患者的注意力缓解疼痛;当患者处于中度及以上疼痛时,及时汇报医生,使用镇痛药物,并观察镇痛效果。

(3) 镇痛药物的使用、效果观察及并发症的观察处理。应用阿片类药物是术后止痛的主要方法,应遵照医嘱执行。当对镇痛不全或患者需要剂量调整时,汇报医师并配合处理。同时应注意阿片类药物可能引起的并发症,如呼吸抑制等。

9. 皮肤黏膜的护理

(1) 压力性损伤:入室对患者皮肤进行压力性损伤风险评估。患者麻醉苏醒前 Braden 评分均为高度危险（≤12 分），应根据术中不同手术体位导致受压部位的不同采取对应的皮肤保护措施。

① 护理措施：a. 每 1～2 h 观察受压部位/更换体位；b. 使用足跟保护用具/悬空足跟；c. 检查与皮肤接触的管道和器械；d. 清洁皮肤，保持床单元清洁干燥；e. 使用皮肤保护剂/润肤剂；f. 受压部位使用压力缓解装置（翻身枕、减压垫、水凝胶垫等）；g. 使用单巾、过床板等器具移动身体；h. 鼓励主动变换体位；j. 对于长时间手术患者或小婴儿，应关注其夹脉氧指套的手指、脚趾皮肤，及时更换测量部位。

② 不同手术体位可能受压的位置：a. 仰卧位，枕后、肩胛、骶尾、肘部、足跟等；b. 侧卧位，颜面部、眼部、肩部、健侧胸部、髋部、膝外侧及踝部等；c. 俯卧位，头面部、眼部、胸部、髋部、膝盖等；d. 截石位，枕后、肩胛、骶尾。

③ Braden 压疮评分表：见表 1-3。分为三级，即轻度危险（15～16 分）、中度危险（13～14 分）、高度危险（≤12 分）。

表 1-3　Braden 压疮评分表

评分内容	评估计分标准				评分
	1分	2分	3分	4分	
1. 感觉	完全受损	大部分受损	轻度受损	无受损	
2. 湿度	持续潮湿	经常潮湿	偶尔潮湿	很少潮湿	
3. 运动量	卧床	坐位	偶尔行走	经常行走	
4. 控制力	完全不自主	非常受限	轻微受限	不受限	
5. 营养	非常缺乏	可能缺乏	充足	营养丰富	
6. 摩擦和剪切力	有问题	潜在的问题	无明显问题		

（2）黏胶性损伤：医用黏胶相关性皮肤损伤是指使用医用黏胶后出现皮肤红斑、水泡、糜烂、撕脱伤等表现。医用贴膜及固定气管导管的胶布长期粘贴在患者皮肤上，撕除时常会造成黏胶性损伤。入室后应检查患者全身的皮肤，发现贴膜部位皮肤潮湿、黏贴部位皮肤水肿时尤其应注意撕脱伤的发生。护理措施：①入室患者贴膜敷料应擦去多余水分，保持皮肤贴膜干燥、清洁；②撕除贴膜和胶布时动作轻柔，顺着毛发生长的方向，与皮肤角度为 0°或 180°，缓慢地揭除，保持水平，靠近皮肤表面；③粘贴贴膜时，对高危人群，可先使用不含酒精的液体敷料，待干后再贴胶布，保证零张力粘贴，避免拉、扯、拽；④患者入麻醉恢复室时若发现贴膜下或边缘处皮肤发红，要警惕黏胶性损伤的发生，可适当涂抹油性液体敷料浸润贴膜后再撕除，并持续关注发红皮肤的状态，操作时尽可能避开发红处皮肤。

（3）角膜保护：麻醉状态时常有患者眼睑无法闭合，长期处于这种状态会使患者角膜干燥，苏醒后主诉眼部疼痛、红肿流泪、视物不清，因此常需给患者进行角膜保护。入室后可予患者生理盐水湿润眼球、生理盐水浸湿纱布或凡士林纱布覆盖双眼、保持眼周湿润等，必要时可予盐酸金霉素眼膏涂抹在眼睑内保护眼睛。

10. 心理护理

（1）患者麻醉苏醒后：患者从麻醉状态苏醒后，由于陌生的环境、特殊的治疗氛围，潜意识认为手术尚未结束，对手术结果未知，气管导管在位的不耐受，导尿管的刺激以及疼痛等会产生紧张、恐惧情绪，或出现烦躁不安、不配合治疗等情况。此时应及时向患者说明手术已结束，介绍气管导管的作用以及拔除气管导管的时机，并告知其目前所处的环境，缓解患者紧张焦虑心理，取得患者理解和配合。若患者因疼痛出现烦躁，应及时汇报医生，遵医嘱给予镇痛药物。

（2）患者苏醒后至气管插管拔出前：首先行肌力评估，嘱患者做握手、抬头、睁眼等动作，及时告知结果并解释意义；拔管前告知其拔管过程中可能引起的不舒适，提高其认知和控制感，缓解其紧张情绪，取得拔除气管导管的有效配合。

（3）患者气管导管拔除后：指导深呼吸、有效咳嗽、排痰，指导其小幅度功能锻炼，询问其感受，并进行疼痛管理等。当患者有需求时，及时给予解答和处理。

第四节　患者转出麻醉恢复室护理

梳理患者出麻醉恢复室护理，目的是通过完善准备流程，保障患者转出前准备工作到位，以及明确患者移床时的细节工作及人员职责，保障患者移床安全。同时明确转运患者人员的工作职责，增强交接双方的责任意识、风险意识。督促交接科室间的沟通，避免交接内容遗漏或出现问题时发生矛盾。

一、转出前的准备

1. 病情评估：①评估患者达到出室指征；②评估患者转运风险；③评估患者生命体征。

2. 患者准备：①确认患者身份；②撤除监护仪；③处理各种管路：清空或妥善放置引流管路及尿管，保障输液管路无菌、通畅；④伤口敷料保持干燥、清洁；⑤整理患者衣物，用横单包裹患者双手（妥善固定患者）；⑥确定动脉压迫已撤除，无外渗；⑦清点核对患者物品、药品、耗材等；⑧查看患者皮肤是否清洁、有无压力性损伤等。

3. 物品准备：①转运工具：便携式监护仪、转运氧气瓶、吸氧工具、转运床；②根据病情备好各种急救设备及药品；③准备好病历、各类检验、检查资料及报告。

4. 联系：危重患者转出,需事先联系转运电梯,保证路途通畅。

5. 填写转运交接记录：用PDA扫描患者腕带二维码,确认患者身份及转入科室,将患者病情、生命体征、皮肤情况、携带药品、转出护士信息等记入转运交接记录单中。

6. 转运人员：根据患者的病情安排麻醉医生或麻醉护士,以及工人师傅,将患者送回病房。

二、出手术室换床

1. 载有患者的平车推至外出平车对接处锁定,放下对接侧护栏。

2. 外出平车与载有患者的平车平行靠紧,放下护栏,方向一致,锁定推床。

3. 麻醉医护人员站在床头,将氧气瓶、输液袋移至外出平车上,注意氧气管及输液管路的长度。准备移动患者前再次进行三处清点：输液管路、氧气瓶、双侧床夹缝处无物品夹持。

4. 三人共同移动患者。先告知患者移床时需保持静止平卧配合工作人员,然后由麻醉医护人员发出口令,同时向对侧慢慢移动,待患者移动到外床后拉起外床的侧护栏。

5. 换床后注意查看内床上下物品是否清空,防止发生遗漏。

三、转运途中

1. 注意保暖。

2. 保证生命支持设备工作稳定。

3. 保证转运过程中患者头部始终处于高位。

4. 保证各种管路固定可靠。

5. 防止患者发生意外损伤。

6. 转运过程中若患者病情发生变化,应立即抢救。

7. 做好患者心理护理。

四、与病房护士交接

1. 确认患者身份：腕带、病历、患者本人或家属。

2. 病区责任护士、麻醉医生/护士、工人师傅三方共同安全移动患者至床上。

3. 评估患者生命体征。

4. 交接患者术中及复苏期间存在的关键问题。

5. 交接各种管道：静脉(外周静脉、深静脉等)置管、其他管道(胃管、尿管、引流管等)。

6. 皮肤情况：伤口、压力性损伤。

7. 用药情况：药物过敏史、抗生素的使用等。

8. 物品：各项检查报告、病历等。

9. 床边交接完毕后，接收护士使用 PDA 扫描患者腕带二维码，填写转运交接记录单，确认无误后签名。

附：麻醉恢复室患者转回病房的评估标准

PACU 的护士使用 Steward 评分表(表 1-4)、Aldrete 评分表(表 1-5)或其他出室评分工具充分评估患者，确认患者生理平稳，汇报麻醉医生再次评估确认后，方能转出。另附作为参考。

表 1-4　PACU 转出 Steward 评分表

患者状况		分　值
1. 清醒程度	完全清醒	2
	对刺激有反应	1
	对刺激无反应	0
2. 呼吸道通畅程度	可按医生吩咐咳嗽	2
	可自主维持呼吸道通畅	1
	呼吸道需予以支持	0
3. 肢体活动程度	肢体能进行有意识的活动	2
	肢体无意识活动	1
	肢体无活动	0

注：患者出 PACU 评分必须达到 6 分。

表 1-5　Aldrete 评分表

项目	表　现	得　分
活动	自主或遵嘱活动四肢和抬头	2
	自主或遵嘱活动二肢和有限制抬头	1
	不能活动肢体或抬头	0
呼吸	能深呼吸和有效咳嗽,呼吸频率和幅度正常	2
	呼吸困难或受限,但有浅而慢的自主呼吸,可能用口咽通气道	1
	呼吸暂停或微弱呼吸,需呼吸器治疗或辅助呼吸	0
循环	麻醉前±20%以内	2
	麻醉前±20%～49%	1
	麻醉前±50%以上	0
意识	完全清醒(能准确回答)	2
	可唤醒,嗜睡	1
	无反应	0
SpO_2	呼吸空气 $SpO_2 \geq 92\%$	2
	呼吸氧气 $SpO_2 \geq 92\%$	1
	呼吸氧气 $SpO_2 < 92\%$	0

注:当总分=10 分,即每项均能达到 2 分时,即可转出 PACU。

第五节　麻醉恢复室的健康教育及护理评价

一、健康教育

1. 气管插管拔除前:脱机拔管前向患者解释气管导管暂保留的意义,以减轻其紧张情绪,取得配合。

2. 麻醉苏醒后:向患者介绍手术已结束,并告知现在所处的环境、复苏观察的目的和时长,以缓解其紧张焦虑心理,取得理解和配合。手术相关问题由手术医生回答,患者可回到病房以后再行询问。

3. 呼吸指导:拔除气管导管后指导患者呼吸,嘱患者闭嘴经鼻吸气,然后通过缩唇(吹口哨样)缓慢呼气,同时收缩腹部,吸气与呼气时间比为 1：2 或 1：3。

4. 咳嗽、咳痰指导：嘱患者进行 5～6 次深而慢的腹式呼吸,然后在深吸气末屏气 3～5 s,缩唇缓慢尽力吐气,再深吸一口气屏气 3～5 s,进行 2～3 次短促有力咳嗽、咳痰。咳嗽时可捂住伤口,以减轻伤口震颤,缓解疼痛。告知患者持续氧疗的意义,取得其配合。

5. 咽部疼痛：若患者主诉咽喉部轻度疼痛,告知这是气管插管常见并发症,不必担忧；若患者咽喉部剧烈疼痛、声音嘶哑等,及时汇报医生,遵医嘱予雾化吸入,并予患者心理护理。

6. 拔除动脉导管：拔除动脉导管后,予患者压迫穿刺点时应告知患者加压包扎处可能有不适,告知患者压迫止血大约 5～10 min 后解除,之后可以轻轻活动肢体减轻不适感。

7. 引流管：告知患者引流管的重要性,床上活动时需小心,不能自行拔除引流管。

8. 恶心、呕吐：患者感恶心时,嘱其如要呕吐须将头偏向一边,以防误吸；患者在转运途中感到头晕恶心,可嘱其闭眼深呼吸。

9. 尿路刺激：患者主诉尿管刺激或有尿意时,排除管路阻塞等情况后,告知患者尿管存在的目的和意义,缓解其心理焦虑。

10. 术后疼痛：告知患者术后疼痛的相关知识,鼓励患者表述对疼痛的感受,帮助医务人员准确判断并有效处理,并教会患者在咳嗽或体位改变时减轻疼痛的方法。

11. 镇痛泵：教会患者使用镇痛泵并告知患者镇痛泵可持续使用的时间,如果疼痛明显,可按加药按钮一次,每次加药 0.2 ml,15 min 内不可重复按压。

12. 每项操作前告知患者操作的目的、意义,取得患者配合。

二、护理评价

1. 患者疼痛及术后不适感减轻或缓解。

2. 患者呼吸、循环平稳,血压维持在目标范围内。

3. 患者伤口敷料干燥、无渗血,术后并发症及时发现并有效处理,无不良事件发生。

4. 患者感到安全、有依靠,满意度高。

第六节　麻醉恢复室的感染控制

一、感染管理核心制度培训与执行

PACU 医护人员应严格执行医院感染管理核心制度,如消毒隔离制度、一次性使用无菌医疗用品管理制度、手卫生管理制度、无菌技术操作规范等,定期培训并考核,加强护理人员对有关制度的认识。

二、环境布局管理

1. 每日定时开窗通风,定时或必要时空气消毒。
2. PACU 一般为半限制区,室内环境以洁污分开为原则。
3. 根据 PACU 布局,划分区域、固定地点摆放各类物品。
4. 室内装饰应遵循不产尘、不积尘、耐腐蚀、防潮防霉、防静电、容易清洁和消毒的原则,定时进行空气细菌监测,按医院感染规定做好环境的清洁与消毒。

三、人员管理

1. 凡进入 PACU 的所有人员必须遵守各自麻醉恢复室管理规定,如更换衣服、戴好无菌帽子及口罩,外出时必须穿外出衣及外出鞋等。
2. 严格执行手卫生管理制度,接触患者前后均用消毒液洗手,接触血液、体液如吸痰、拔除气管导管时戴手套,操作结束后及时清理手套并用流动水洗手。
3. 严格执行无菌操作,遵守各项操作规程,避免一些因侵入性操作不当而导致的感染。

四、物品的控制与管理

1. 治疗区域物品分类放置,每日按基数补充,定期检查其质量和有效期。
2. 工作区域内消毒液配置数量合适、标识醒目,各种仪器导线按规定位置、规定格式放置。采用预防消毒、随时消毒及终末消毒相结合的消毒方式。
3. 物体表面保持清洁,每日用清水擦拭;地面保持清洁,湿式清扫;有污染时去污染后采用 250 mg/L 含氯消毒液擦拭。拖把要有明显标识,清洁工具专区专用,用完统一清洗消毒。

4. 高度危险性物品如无菌包内物品,使用时必须达到灭菌要求,一用一灭菌。使用后立即去除血液等污染物,保湿密闭在整理箱里,由供应室集中处理。

5. 中度危险性物品如湿化瓶,使用时必须经由高水平消毒,可选用 500 mg/L 含氯消毒液浸泡 30 min 后,再用流动水冲洗。螺纹管等无明显污染时一患者一更换,有污染随时更换。一次性螺纹管不得重复使用。

6. 低度危险性物品如血压计、袖带、听诊器等,使用时必须清洁,或中水平消毒。袖带清洗、晾干,血压计及听诊器必要时用 75％乙醇或 250 mg/L 含氯消毒液擦拭。

五、医疗废物管理

1. 垃圾桶数量合适、标识醒目、分别放置。

2. 一次性吸痰管、一次性气管导管、一次性喉罩、穿刺针等医疗废物混有大量的患者体液、分泌物,长期暴露在空气中存在环境传播的院内感染隐患,应弃至加盖的垃圾桶中(黄色垃圾袋),集中处置。

第七节　麻醉恢复室护理人文关怀

麻醉恢复室患者刚刚经历手术,苏醒后除了关心病情问题外,精神也会处于高度紧张状态。耐心细致的护理、恰当适度关怀、精准科学的指导,都是患者安全、舒适的有力保障。

一、病情及症状护理

严密观察及评估生命体征,及时发现患者并发症,并及时给予相关护理措施。

1. 寒战:寒战是麻醉恢复室常见的并发症,应及时为患者保暖,消除和减少继续导致机体热量丢失和体温下降的任何因素,必要时遵医嘱使用曲马多等药物。

2. 低体温:保持麻醉恢复室温湿度适宜,动态监测患者体温,对体温低于 36℃者给予体温保护措施,体温达到 37℃时停用。

3. 躁动:躁动在麻醉恢复室也比较常见,术后疼痛、气管导管和吸痰操作等不良刺激、体位不适、尿潴留等均是躁动发生的常见原因。因此应对因处理,减少不良刺激,及时评估并镇痛,调整患者舒适体位,检查并解决尿潴留等,尤其在患者完全清醒前注意制动,防止非计划拔管、坠床等不良事件。

4. 疼痛:护理人员要体察和理解患者的心情差异,因人而异采取不同方式来缓解患者疼痛,如及时评估,遵医嘱给予镇痛药物、暗示、变换体位、肢体按摩、指导深呼吸等,有效减轻其切口的疼痛。

5. 恶心、呕吐:患者拔除气管导管后及时宣教,嘱其感到恶心、呕吐时应将头偏向一侧,并做好心理安慰。

6. 其他并发症的护理

详见本书第三章。

二、心理护理

全麻患者术后存在一些特殊的心理问题。首先,手术后患者,尤其是较大手术后患者在麻醉醒来后会迫切想知道病情与手术的效果;其次,担心伤口疼痛、开裂和感染;再次,担心预后情况。因此,应及时做好患者的健康教育(详见本章第六节),及时评估患者主观心理感受,安慰和鼓励患者,消除其紧张、焦虑及抑郁等不良情绪,向患者传达乐观信息。

三、舒适护理

舒适护理内容包括:①患者麻醉清醒前,根据其病情、年龄、体重等因素采取平卧或床头适当抬高等措施,保持患者呼吸道通畅,提高其舒适度;患者麻醉清醒后,结合实际情况,指导患者采取舒适体位,避免术后不适感。②患者伴有口干时,护理人员可为其湿润;患者气管导管拔除后,予以口腔喷雾,必要时予以雾化吸入。③及时擦拭手术时遗留在患者皮肤上的血迹和消毒剂留下的痕迹,动作轻柔。

四、隐私保护

保护患者隐私,衣裤穿戴整齐,减少不必要的暴露;为患者更衣、查体、搬运过床时拉上床帘,避免暴露患者隐私,减轻紧张感。

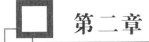

第二章
麻醉恢复室专科疾病手术患者的护理

麻醉恢复室收治普通外科、泌尿外科、骨科等各专科手术患者,除麻醉恢复室一般护理外,还应结合专科特色、疾病特点,制定具有专科内涵的护理常规,以指导麻醉恢复室护理人员为患者提供精准的护理服务,保证患者安全。

第一节　麻醉恢复室普通外科手术后护理

普外科(department of general surgery)是外科系统最基本、涉及范围最广的科室,也是疑难复杂病例不断出现的一个科室。普外科所涉及的器官系统包括胃、小肠、大肠、肝、胆、脾、胰、乳腺、甲状腺等。普外科与外科基础知识的联系非常紧密,是外科其他各专业学科的基石。普外科疾病发病机制复杂,病因多样,疾病类型繁多,很多类型的疾病会严重影响患者的生活质量和心理状态,其治疗主要以手术为主。

一、甲状腺疾病手术

甲状腺由左、右两个侧叶和峡部构成,侧叶位于喉与气管的两侧,上达甲状软骨中部,下极多数位于第5~6气管软骨环之间,峡部多数位于第2~4气管软骨环的前面,峡部有锥状叶与舌骨相连。甲状腺侧叶的背面有甲状旁腺,内侧毗邻喉、咽、食管。

喉返神经来自迷走神经,行走在气管、食管之间的沟内,多在甲状腺下动脉的分支间穿过。喉上神经亦来自迷走神经,分成内支及外支:内支(感觉支)分布在喉黏膜;外支(运动支)与甲状腺上动脉贴近、伴行,支配环甲肌,使声带紧张。

（一）观察要点

1. 引流护理：引流装置负压状态，关注引流量变化。

2. 实验室检查：血 Ca^{2+} 浓度。

3. 并发症：呼吸困难和窒息、出血、神经损伤、低钙血症、甲状旁腺功能减退、声音嘶哑、甲亢危象等。

（二）护理要点

1. 常规护理

（1）引流管道：检查引流装置的负压状态，观察引流量、颜色、性状，瞬间引流超过 20 mL 时应加强观察，如持续增多应及时汇报医生。

（2）伤口护理：检查有无颈部肿胀、敷料渗血情况。

（3）病情观察：严密监测患者呼吸情况，指导患者轻咳排痰，及时识别患者有无神经损伤引起的声音嘶哑和呼吸困难等情况，如有异常及时汇报医生。若发生伤口肿胀、喉头水肿、气管塌陷等情况，配合医生进行紧急二次插管或者气管切开等操作，并做好护理记录。

（4）气道高风险因素评估：评估是否有术前声带麻痹、气管狭窄、气道软化塌陷、甲状腺手术史、术中可疑神经损伤、气道阻力增加等影响气管拔管的高风险因素，及时汇报医生，确定拔管时机，备好二次插管和紧急气管切开等用物。

2. 并发症护理

（1）呼吸困难和窒息：是最危急的并发症，多发生于术后 48 h 内。对于血肿压迫所致呼吸困难和窒息，须立即进行床边抢救，剪开缝线，敞开伤口，迅速除去血肿，结扎出血的血管。若呼吸仍无改善则行气管切开、给氧；喉头水肿者立即应用大剂量激素，如地塞米松 30 mg 静脉滴入。呼吸困难无好转时，行环甲膜穿刺或气管切开。

（2）术后出血：术后血肿是甲状腺手术后罕见但可能致命的并发症。颈部血肿特征为颈前部或侧部切口下出现紧绷、质硬、固定的大肿胀。术后应注意观察敷料有无渗血、颈围变化及引流量变化。

（3）神经损伤：神经损伤可由甲状腺疾病、手术或麻醉相关气道操作（如气管插管）引起。甲状腺手术有可能损伤以下 3 条神经：

① 喉返神经：喉返神经损伤会导致同侧的声带在旁正中位或侧位轻瘫或麻痹。除环甲肌外，其他喉内肌去神经支配，可能会引起吞咽困难以及增加误吸

风险。

②喉上神经：喉上神经外支损伤会导致发声无力或发声疲劳，以及音质和音调变化。

③迷走神经：在颈动脉窦附近高位离断或损伤迷走神经会同时麻痹喉上神经和喉返神经。这可导致喉部感觉和运动障碍，显著增加误吸风险。

如发生神经损伤，或无法判断时应及时汇报医生，同时抬高床头，清除患者口腔分泌物，防止误吸。

（4）低钙血症/甲状旁腺功能减退：甲状旁腺主要分泌的激素为甲状旁腺素，主要作用是调节钙、磷的代谢。甲状腺手术过程中如果甲状旁腺被切除或者损伤，或者由于甲状旁腺血运破坏而导致甲状腺旁腺功能的减弱，会导致低血钙。应监测血气中 Ca^{2+} 水平，必要时遵医嘱补钙，严密观察，防止发生抽搐。有持续性低钙血症时应及时检测血清 Mg^{2+} 水平，必要时补镁。

（5）声音嘶哑：甲状腺手术后常见声音嘶哑。一过性声音嘶哑会在 24～48 h 内自发缓解，通常是由气管插管引起的声带水肿所致。持续性或严重声音嘶哑罕见，可由杓状软骨脱位或神经损伤所致声带功能障碍引起。复苏时应注意观察声音变化情况。

（6）甲状腺危象：是甲亢术后的严重并发症之一，与术前准备不足、甲亢症状未能很好控制及手术应激有关。术中表现为突发高热（体温＞39℃，且麻醉机的钠石灰失效过快，可感知钠石灰罐发烫）、窦性心动过速（120～240 次/min），呼吸深而快，血压升高，脉压增宽，亦可出现室早、房颤等心律失常。全麻患者苏醒异常延迟。术后甲亢危象多见于术后 6～18 h，临床表现相同：患者常烦躁不安、神志淡漠，甚至发生昏迷。术后应加强病情观察和生命体征的监测，加强镇静、镇痛治疗，以减轻患者的应激反应。

（7）霍纳（Horner）综合征：霍纳综合征是神经系统综合征，病因是支配头、眼和颈部的交感神经通路遭到破坏。症状包括瞳孔缩小、上眼睑下垂和面部少汗或无汗症。霍纳综合征是非常罕见（发病率为 0.2％）的甲状腺切除术并发症，常由颈侧区淋巴结清扫引起。护理上需要注意观察瞳孔、眼睑和面部皮肤汗液情况，及时汇报。

二、胃肠手术

胃位于上腹部，介于食管和十二指肠之间，自上而下分为贲门、胃体、幽门三部分。十二指肠起于幽门，止于十二指肠悬韧带，长约 25 cm，呈"C"形环绕胰腺头部,是小肠中最为固定的部分。结肠包括升结肠、横结肠、降结肠和乙状结肠,下接直肠。胃肠疾病多发,手术多见,占临床工作量的比重大,溃疡、穿孔、大出血、良性肿瘤、恶性肿瘤、梗阻等均可以手术治疗,术式不尽相同,术后观察有共通之处。

（一）观察要点

1. 腹部情况：腹痛、腹胀、腹膜刺激征。

2. 术后并发症：术后出血、CO_2气腹相关并发症、肠造口护理及周围皮肤并发症。

3. 引流护理：观察引流的颜色、量、性状。

4. 切口渗血、渗液情况。

（二）护理要点

1. 常规护理

（1）病情观察：严密监测患者呼吸情况、腹部情况,有无腹痛、腹胀、腹膜刺激征、移动性浊音等。

（2）体位：血压平稳后取低半卧位。直肠手术后抬高床头≤15°,既有利于呼吸和引流,又能避免半坐卧位时对骶尾部切口的压力,减轻骶尾部缝合处的张力。低位直肠癌保肛手术直肠内放置引流管则需要保持平卧位。

2. 并发症的护理

（1）术后出血：术后短期内引流管引出新鲜血液,24 h超过300 mL,甚至出现呕血,提示术后出血。加强引流管观察,遵医嘱应用止血药和输新鲜血等保守治疗,若出血量>500 mL/h,及时做好术前准备。

（2）腹腔镜术后CO_2气腹相关并发症：详见本节中"腹腔镜手术"部分内容。

3. 肠造口护理及周围皮肤并发症的观察及护理

（1）造口出血：①应评估出血部位、量；②造口浅表渗血可压迫止血,若压迫无效可撒涂造口护肤粉或使用藻酸盐敷料按压；③非造口肠腔出血可用浸有1‰肾上腺素溶液的纱布、云南白药粉等外敷,然后采用纱布压迫止血或硝酸银烧灼止血。止血无效时报告医生。

（2）造口水肿：①应评估水肿发生的时间、肿胀程度、造口血运及排泄情况等；②黏膜皱褶部分消失的轻度水肿者,可放射状剪裁造口底盘,剪裁孔径比造口根部大3～6 mm,并观察水肿消退情况；③黏膜皱褶完全消失的重度水肿者,可用3%高渗盐水或50%硫酸镁浸湿纱布覆盖在造口黏膜上,20～30 min/次,2～3 次/d；

④合并脱垂者,水肿难以消退且脱垂的肠管无法回纳,应注意观察和保护肠管,并报告医生。

三、肝胆胰疾病手术

肝胆胰疾病是一个很广义的概念,包括肝脏、胆道、胰腺方面的疾病。因为肝脏、胆道和胰腺在解剖学上的关系十分密切,有着非常相近的结构,从而把这一类疾病统称为肝胆胰疾病。在外科当中,肝胆胰疾病中发病率最高的包括肝脏良、恶性肿瘤(尤其是肝脏恶性肿瘤),胆囊结石,胆囊息肉,胰腺炎,胰腺脓肿,胰腺癌等。在内科疾病当中,肝胆胰疾病发病率也很高,包括肝囊肿、肝脏结节性病变、胆囊炎、酒精性的肝脏病变、胰腺炎。在外科和内科疾病当中,肝胆胰疾病存在交叉,治疗也存在交叉,逐渐倾向肝胆胰疾病的微创治疗。

(一)观察要点

1. 腹部体征及消化道症状:肝区疼痛、腹胀、腹膜刺激征等。
2. 营养状况:体重指数、NRS 2002 营养评分。
3. 并发症观察:出血、感染。
4. 引流护理:引流液的颜色、性状、量等。

(二)护理要点

1. 常规护理

(1)血糖管理:患者入室进行血气分析,监测血糖,汇报医生,根据血气分析调控血糖。

(2)皮肤的护理:消化道疾病患者特别是老年患者,晚期容易消瘦乏力、全身衰弱,消瘦的病人要做好压力性损伤的预防。对术前有黄疸的患者,做好入室和出室前的皮肤交接,转运换床过程中动作应轻柔,避免暴力拉扯损伤患者皮肤。

(3)维持液体平衡:对于肝功能不良伴腹水者,术后严格控制水和钠盐的摄入,观察在室期间出入量的变化。

(4)健康教育:消化道疾病患者术后引流管较多,入室后需做好管道的固定和管理,对清醒患者进行知识宣教,强调管道的重要性,必要时可行部分约束,防止意外拔管。

2. 并发症护理

(1)术后出血:手术创伤大、时间长、手术侵袭面广、剥离面渗血等因素,均易造成腹腔内出血。术后应严密监测患者生命体征,特别是血压和脉搏的变化,保持腹腔引流管通畅,观察引流液的量、颜色、性质。若引流液短时间增多>100 mL/h,颜色鲜红,伴血压或血红蛋白下降,应及时汇报医生。

(2)感染:监测患者体温,观察有无畏寒或寒战等症状,严格执行无菌操作,保持伤口敷料干燥,同时注意引流管口皮肤的护理。监测生命体征,警惕感染性休克的发生,如出现休克征象及早汇报医生,尽快恢复有效循环血容量,纠正微循环障碍,增强心脏等重要脏器功能和恢复机体的正常代谢,以及进行其他并发症的治疗。

(三)知识拓展

T 型管引流的护理要点

1. 概念

胆总管探查术后放置 T 型管,主要目的是胆道减压,预防术后胆漏、狭窄及术后经 T 型管处理胆道残余结石等。

2. 护理要点

(1)妥善固定引流管,防止滑脱。

(2)观察并记录引流出胆汁的颜色、量和性状。正常人每日分泌胆汁 800~1 200 mL。胆汁呈黄褐色,清亮,无沉渣,有一定黏性。

(3)保持引流通畅,防止引流管扭曲、受压、折叠,嘱患者保持有效体位。引流液中有絮状物、血凝块、泥沙样结石时要 1~2 h 挤捏一次,防止管道阻塞。必要时汇报医生,用生理盐水冲洗或用 50 mL 注射器负压抽吸,用力适宜,防止引起胆管出血。

(4)预防感染:长期带管者,定期更换引流袋,严格执行无菌操作。引流口周围皮肤以无菌纱布覆盖,保持局部干燥。

(5)拔管护理:拔管前遵医嘱试行夹管 1~2 d,观察夹管期间有无发热、腹痛、黄疸等症状,如有异常及时汇报医生。若无症状,可经 T 型管做胆道造影,未见异常,病人无不适可予拔管。拔管后,残留窦道用凡士林纱布填塞,1~2 d 内可自行闭合。

四、腹腔镜手术

腹腔镜手术是微创手术,具有手术疗效好、术后患者止痛药用量少、住院时间短、恢复日常生活快等优点,被广泛应用。但是腹腔镜手术也有其潜在的危险,包

括 CO_2 的膈肌刺激、皮下气肿、气体栓塞等。

（一）观察要点

1. 术后出血：观察伤口敷料外观、引流液、血红蛋白。

2. 皮下气肿：观察切口周围、腰背部、颈部、腹部皮肤有无肿胀、捻发音、握雪感等。

3. 高碳酸血症：动脉血气分析示 $PaCO_2 > 45\ mmHg$,以及出现高碳酸血症相应的症状和体征。

（二）护理要点

1. 术后出血

由于术中气腹压力较大,术后放气压力减小,部分患者会出现继发性出血,应细致监测患者各项生命体征的变化情况。

（1）伤口渗血：部分患者的腹壁脂肪较厚,导致缝合皮下组织以及腹壁肌层较困难,容易形成伤口渗血和皮下瘀血。应及时观察伤口敷料是否出现污染,如果污染范围较小,持续观察并记录;如果血染范围较大,立即汇报外科医生,配合打开敷料评估,进行消毒处理,更换敷料。使用无菌棉签轻压伤口,若伤口皮下血液持续渗出,应通知医生处理。

（2）引流液及血红蛋白异常：严密观察患者引流液的流量、颜色、性质,并结合患者血红蛋白评估,如引流液量增加且颜色呈鲜红色,或发现血红蛋白异常变化并出现血红蛋白持续降低的情况,应立即与医生联系并采取相应措施。

（3）如无伤口渗血、引流量异常增多,但患者出现心率增快伴血压下降,要警惕腹腔内出血。

2. 皮下气肿

皮下气肿多由气腹压力过高、深部组织缝合不严密及手术时间较长等因素所导致。

（1）症状较轻者：一般无须特殊处理,告知患者原因并予以安慰,消除其顾虑,一般术后 3~5 d 即可自行缓解,必要时可给予皮下穿刺放气等处理。

（2）严重气肿时：患者可出现胸闷、胸痛及呼吸困难等症状。应指导患者进行有效的咳嗽与深呼吸、低流量吸氧,促进 CO_2 排出。

3. 高碳酸血症

由于腹腔镜手术需使用 CO_2 气体,当压力过高或手术时间过长时,大量 CO_2 进入血液循环,易导致患者酸中毒。术后应注意观察患者是否乏力、烦躁、呼吸困难,加强呼吸系统的护理,并监测患者动脉血气,及早发现异常并汇报医生处理(详细可参照本书第三章第一节"高碳酸血症"部分内容)。

4. 腹痛

术后明显腹痛应该怀疑有潜在的损伤。应积极听取患者的主诉及检查其腹部体征,如有异常情况应及时汇报医生。

第二节　麻醉恢复室胸外科手术后护理

胸科手术会导致胸腔的完整性受损,且在心、肺等重要脏器周围的手术操作可造成呼吸、循环功能紊乱,故胸科手术麻醉的主要方法是应用肺隔离技术行气管内插管的全身麻醉。本节主要介绍肺部手术、气管手术、纵隔手术、食管手术等的麻醉恢复期护理。

一、肺部疾病手术

肺切除术是治疗肺内或支气管疾病的重要外科手段,常应用于肺部肿瘤、药物难以治愈的感染性疾病(肺结核、肺脓肿)、支气管扩张、肺大疱等疾病的治疗。目前大部分的肺部手术都采用电视胸腔镜手术(video assisted thoracoscopic surgery, VATS)的方式进行,这是一组用于诊断和/或治疗胸内疾病以及重建胸壁畸形的微创胸外科手术。VATS可以实现:①活检。如纵隔淋巴结、胸膜、膈、肺、心包、食管和脊柱的病变。②切除。如肺大疱切除术、肺楔形切除、肺叶切除术、全肺切除术、食管切除术和胸腺切除术。③引流。如胸腔引流、纵隔脓肿引流、心包开窗引流。④胸膜剥脱术。⑤胸膜固定术等。

肺隔离(lung isolation)技术是指插入特殊的气管导管如单腔支气管导管、双腔气管导管或支气管封堵器从而能够将左、右主支气管完全分隔的方法。肺隔离技术常规用于帮助实施以下手术过程中的暴露:涉及肺、食管、前纵隔结构或主动脉的胸内手术,以及某些骨科脊柱手术。

(一) 观察要点

1. 气道:双腔气管导管深度、气囊压力、肺通气状态。
2. 伤口情况及引流管护理:创面有无渗血、渗液、漏气、皮下气肿,胸腔闭式引流管的护理。

3. 有无刺激性咳嗽、痰中带血、疼痛、呼吸困难。

4. 潜在并发症：肺水肿、肺部出血、肺不张、心律失常、心肌梗死、皮下气肿、气胸等。

(二)护理要点

1. 常规护理

(1) 气道护理：评估气管导管是否在位、通畅,双腔气管导管气囊压力是否合适;肺部听诊,确认双肺复张是否良好。评估影响气管拔管的高风险因素,及时汇报医生,制定拔管计划,并备好二次插管和紧急气管切开等用物。气道高风险因素包括年龄＞70岁、吸烟指数＞400支、哮喘、气道高反应性(AHR)、慢性阻塞性肺疾病(COPD)、肥胖或体表面积(BSA)＞1.68 m^2、低肺功能、呼气峰值流量(PEF)＜300 L/min、致病性气道定植菌、营养代谢紊乱、既往放化疗史及手术史等。

(2) 镇静管理：入室肺部听诊,痰液较多者行深镇静吸痰,减少吸痰刺激引起的剧烈呛咳。

(3) 镇痛管理：评估患者镇痛情况,镇痛不足会导致肺不张、痰栓形成和分泌物清除不佳。围手术期疼痛管理推荐采用预镇痛、多模式镇痛方案。

【方案】

① PCIA 阿片类药物或 NSAIDs;

② 口服 NSAIDs 或阿片类药物;

③ 静脉注射/滴注或肌内注射阿片类药物或 NSAIDs。

拔管前后疼痛评估：轻度疼痛采用①、②或③方案,中度疼痛采用①+②或③方案,重度疼痛采用①+②+③方案。

(4) 体位护理：①肺段切除术或楔形切除术者,尽量取健侧卧位,促进患侧肺扩张;②全肺切除术者取 1/4 患侧卧位,避免过度侧卧,预防纵隔移位和压迫健侧肺;③清醒、血压平稳的患者取半卧位。

2. 全肺切除术后护理

(1) 胸腔引流管呈钳闭状态,如需开放应遵医嘱,每次放液量不宜过 100 mL,速度宜慢。

(2) 输液速度宜慢,以 20～30 滴/min 为宜。

(3) 氧疗氧浓度不宜过高,研究显示全肺切除术后肺水肿损伤的潜在机制可能是单肺通气时的吸入氧浓度过高,或余肺的缺血-再灌注损伤。

3. 并发症的观察

（1）肺水肿：全肺切除者观察有无突然出现的烦躁不安、端坐呼吸、呼吸困难、咳粉红色泡沫样痰等急性肺水肿表现。

（2）急性血胸：该并发症除手术因素外，更多见于胸膜肺切除术后或为化脓性肺病患者实施全肺切除术后。血液在切除的肺腔内积聚，临床表现为血管内血容量丢失导致的低血压和休克、血红蛋白值下降。

（3）心律失常：主要类型有心房纤颤、房性/室性期前收缩、阵发性室上性心动过速、室性心动过速，且大部分发生在术后早期，其中心房纤颤最为多见，其次是房性期前收缩。

（4）心肌梗死：发生率为 1.5%～5%，应密切关注心电图变化和患者主诉，及时发现病情变化。

（5）皮下气肿：局限性皮下气肿不需特殊处理可自行吸收，如患者诉疼痛、肿胀，应做好止痛及宣教解释工作。广泛性皮下气肿，患者出现疼痛、呼吸困难，应立即通知医生行皮下切开引流或粗针头穿刺，以排出气体减轻症状。

4. 胸腔闭式引流的护理

（1）保持管道密闭性：①保证引流装置密闭及管道在位；②水封瓶长管没入水中 3～4 cm，保持直立；③更换引流瓶时，用止血钳双向夹闭引流管，防止空气进入。

（2）无菌操作，防止逆行感染：①引流口敷料保持清洁、干燥；②水封瓶液面应低于引流管胸腔出口平面 60～100 cm，任何情况下引流瓶不应高于病人胸腔。

（3）保持管道通畅：①不推荐常规挤压，进行性皮下气肿的患者可行常规挤压。通过评估患者深呼吸或咳嗽时胸腔引流管内液体是否摆动或有无气泡，以评估引流管是否通畅，水柱波动范围约为 4～6 cm。②协助患者取半坐卧位，并鼓励其深呼吸和咳嗽排痰，促进肺复张。

（4）引流液观察：若术后引流量较多，血性、黏稠、色鲜红，且超过 200 mL/h，连续 4～6 h，则提示胸腔内有活动性出血的可能；若引流量大，达 1 500～2 000 mL/d，颜色为黄白色或乳白色，可能出现乳糜胸。

（5）患者转运途中：排气胸腔闭式引流（例如对于气胸患者），转运途中不能夹闭；排液胸腔闭式引流，转运途中双向夹闭。尽可能减少转运途中夹闭时间。

二、食管癌手术

大部分食管手术为胸段食管手术，需要开胸，部分手术还需要行颈、胸、腹部联合切口(如 Ivor Lewis 手术)。食管疾病患者本身常伴有吞咽困难与胃食管反流,麻醉恢复期间应充分考虑误吸的可能,保留气管导管直至患者完全清醒,指征包括咳嗽、吞咽反射恢复,能配合指令等;手术操作过程中有可能引起肺部机械性损伤,因此容易造成术后肺部并发症,故肺功能的监测也是围麻醉期观察的重点。

（一）观察要点

1. 引流管护理:胃管、胸腔引流管、纵隔引流管。

2. 潜在并发症:反流误吸、喉返神经损伤、吻合口瘘、心律失常等。

（二）护理要点

1. 常规护理

（1）血流动力学监测:食管癌手术后的血流易受低血压影响,因此应严密监测,尽量维持血容量正常,尽可能避免使用血管活性药。

（2）气道护理:评估气管导管是否在位,双腔气管导管气囊压力是否合适;肺部听诊,确认双肺复张是否良好。评估影响气管拔管的高风险因素,及时汇报医生,制定拔管计划。对于气道高风险患者,备好二次插管和紧急气管切开等用物。

（2）镇静管理:入室肺部听诊,痰液较多者行深镇静吸痰,减少吸痰刺激引起的剧烈呛咳。

（3）镇痛管理:评估患者镇痛情况,镇痛不足会导致肺不张、痰栓形成和分泌物清除不佳。围手术期疼痛管理推荐采用预镇痛、多模式镇痛方案(具体方案同本节第一部分肺叶切除术护理要点)。

（4）体位护理:无禁忌证患者应予床头抬高,防止反流误吸。

（5）液体管理:目标平均动脉压为 70 mmHg(1 mmHg＝0.133 kPa),液体摄入量限制在 30 mL/kg 以下,公认的最低尿量标准为 0.5 mL/(kg·h)。

2. 引流管护理

（1）胃肠减压护理:①胃管在位、通畅,保持负压,胃管脱出后不可盲目插入,以免造成吻合口瘘;②观察引流液颜色、性状、量;③口腔护理。

（2）胸腔引流管护理:详见本节第一部分肺部手术麻醉恢复室护理相关内容。

（3）纵隔引流管护理:①引流管在位、通畅、保持负压;②观察引流液颜色、性状、量、气味;③观察引流管皮肤出口处敷料是否干燥,有无渗出。

3. 并发症护理

（1）反流误吸:患者食管部分切除后正常的抗反流机制(即食管下段括约肌、

食管胃角、膈肌脚悬带)可能破坏或丧失,因此更容易发生反流,应持续保持患者床头抬高,并注意气囊压力是否合适,防止发生误吸。

(2)喉返神经损伤:拔管后应注意观察患者声音是否嘶哑,及时汇报医生。

(3)心律失常:主要类型有心房纤颤、房性/室性期前收缩、阵发性室上性心动过速、室性心动过速,其中心房纤颤最为多见,其次是房性期前收缩。应关注心电图变化。

(4)术后血糖控制:降低胰岛素抵抗和治疗高血压与改善患者预后密切相关。建议采用多种方法来减少手术过程中的代谢压力,以降低胰岛素抵抗和高血糖。当血糖高于 10 mmol/L 时应当对患者血糖进行干预。

第三节　麻醉恢复室血管外科手术后护理

血管外科是有关人体的血管循环系统,包括动脉和静脉相关疾病诊断及外科治疗的专科。现代血管外科范围非常广,全身血管除了脑部血管(属于神经外科)和心脏血管(属于心脏外科)以外,其他几乎均属于血管外科所涉及的范围。常见的血管外科疾病有颈动脉狭窄及阻塞、胸或腹主动脉瘤、主动脉夹层、肾动脉狭窄、上下肢动脉血管狭窄或闭塞、静脉曲张或静脉栓塞、血管畸形等。随着各种血管内导丝、导管以及血管支架的发展,很多血管疾病的治疗都可以在小伤口、低伤害、少痛苦的情形下完成。血管疾病在高龄化社会必然会越来越普遍,患者机体生理、心理功能的老化,加上行血管外科相关手术,在麻醉恢复期面临的风险越来越高,因此了解和掌握管外科手术后患者的病情观察要点及做好相关护理措施至关重要。

一、主动脉腔内修复手术

腔内修复术(endovascular therapy)是在 DSA 监测下经双侧股总动脉入路,经特制的导入系统将覆膜支架送入胸主动脉或腹主动脉,按术前设定的精确定位放至瘤腔内,利用金属支架的自膨性和植入物头端的钩状附件,使支架固定于动脉瘤近、远端的动脉壁,利用具有人工血管覆膜的支架在瘤腔内重建新的血流通道,隔绝主动脉高压血流对瘤壁的冲击,避免瘤壁与覆膜支架之间血液继发血栓及机化,从而达到防止动脉瘤增大与破裂的目的。

（一）观察要点

1. 生命体征：持续心电监护，注意血压波动情况。

2. 穿刺处伤口：敷料外观有无渗血，穿刺点有无血肿形成。

3. 凝血指标监测：观察凝血有无异常。

4. 穿刺侧肢体血运：观察足背动脉搏动、皮肤颜色、温度、感觉等。

5. 潜在并发症：穿刺部位并发症、缺血性并发症、造影剂相关并发症、支架植入术后综合征、内漏及动脉瘤破裂。

（二）护理措施

1. 常规护理

（1）生命体征：主要观察和维持术后血压稳定。血压过高可增加心脑血管意外的危险性，血压过低则使肾血流量减少而影响肾功能。应尽快找出血压过高或过低的原因，及时报告医生处理。

（2）体位与活动：术后股动脉穿刺处加压包扎，穿刺侧肢体制动，取平卧位，双下肢外展。

（3）穿刺肢体血运：定时评估穿刺处肢体血运，包括动脉搏动、皮肤颜色、温度、感觉等，如有异常及时汇报医生，并做好记录、交接工作。

（4）动静脉拔除：术中抗凝引起血液呈低凝状态，拔除动静脉置管后应延长加压时间，确定无渗血后解除压迫。操作时应动作轻柔，避免患者剧烈呛咳等引起腹压骤增而导致切口出血。

2. 并发症护理

（1）血流动力学改变：血压异常是围术期最常见的问题，多种主动脉疾病合并高血压，而主动脉夹层真腔严重受压、心包压塞、心肌缺血/坏死、主动脉瓣反流等引起低血压。需密切监测和控制血压和心率，若有异常及时汇报医生。

（2）穿刺部位并发症：密切观察伤口敷料处有无出血或血肿、入路血管急性血栓形成、夹层、假性动脉瘤及动静脉瘘等。如发现异常及时报告医生，穿刺部位继续加压包扎、沙袋压迫，穿刺侧肢体制动，必要时做好手术准备。动静脉等外周置管拔除时，应做好加压包扎，防止压迫不充分造成穿刺点出血。

（3）缺血性并发症：

① 脑血管缺血：胸主动脉腔内修复术后，由于近端封闭区邻近颈动脉和椎动脉，故可能会发生栓塞性脑卒中。术后应重点关注颅内有无缺血缺氧性改变。

② 肢体缺血：最常见于腔内植入物阻塞肢体血供，发现异常应及时汇报医生，可能需要再次血管造影并行血栓清除术或溶栓。上肢手术关注左上肢肌力功能的改变。下肢缺血最常由支架分支闭塞导致，也可与栓塞、股总动脉血栓形成有关，密切观察双下肢血运情况，若出现肢体动脉搏动消失、肢体发冷、皮肤苍白、感觉运动障碍、末梢循环不良，应及时处理下肢急性动脉栓塞，防止肢体坏死。

③ 肾缺血与肠缺血：肾缺血可由肾动脉血栓形成、栓塞、夹层或植入物损伤动脉开口所导致。肠缺血可由腔内植入物覆盖肠系膜下动脉开口引起。应严密观察血压、尿量、尿色，记录出入量。如患者出现少尿、无尿、血尿、剧烈腹痛、血便等，立即通知医生处理。

④ 脊髓缺血：主动脉支架植入时由于覆膜支架封闭左锁骨下动脉、肋间动脉、脊髓根大动脉等开口，导致脊髓供血不足造成截瘫，术后注意观察患者肢体感觉、肌力及有无大小便失禁，一旦异常及时报告医生处理。

（4）造影剂相关并发症：植入支架时需要静脉造影剂辅助定位，手术完成时需静脉造影剂以确认有无内漏。静脉造影剂相关性并发症包括造影剂所致肾病和造影剂过敏，复苏期应关注患者的尿量及有无过敏反应。

（5）支架植入术后综合征：术后短期内出现体温升高、白细胞计数升高、C反应蛋白升高、红细胞和血小板减少等。术后应监测患者体温，出现高热时按高热护理常规进行处理，同时汇报医生配合处理。

（6）内漏：支架植入后持续有血流进入动脉瘤囊腔内，提示未能完成隔绝动脉瘤。持续内漏与动脉瘤增大或破裂相关。大多数内漏不会导致症状出现。当出现临床表现时，可以是与动脉瘤未修复之前一致的症状，也可能是包裹性内漏（背/腰痛）或动脉瘤明显破裂（血流动力学不稳定）的表现。在麻醉恢复期应加强生命体征的观察，限制患者过早活动，及时汇报医生。

（7）动脉瘤破裂：若出现患者疼痛突然加剧、面色苍白、血压迅速下降、呼之不应，提示有动脉瘤破裂的可能，应立即报告医生，积极组织抢救。复苏过程中，应做好疼痛的护理，拔管前后做好心理护理及健康教育，避免患者情绪过于激动，或剧烈的呛咳躁动引起血压急剧波动，或体位大幅改变，造成动脉瘤破裂。

（三）知识拓展

腔内修复术的其他并发症包括腹腔间隔室综合征。腹腔间隔室综合征是由腹内高压导致的器官功能障碍，腹主动脉瘤开放手术修复和腔内修复中都有报道。腹主动脉瘤破裂患者由于腹膜后血肿的容积效应以及接受大量液体复苏，发生腹腔间隔室综合征的风险增加。多数出现腹腔间隔室综合征的患者病情危重，无法与医生交流,且都表现出严重的腹胀;少数能表达症状的患者会主诉不适、无力、头晕目眩、呼吸困难、腹胀感或腹痛。腹部体格检查很难确定腹腔间隔室综合征,但是可能发生的症状或体征包括进行性少尿以及通气需求增加、低血压、心动过速、颈静脉压升高、颈静脉充盈、外周性水肿、腹部压痛、急性肺功能失代偿,还可能出现低灌注的临床表现,如皮肤发凉、意识混沌、躁动和乳酸中毒。

二、颈动脉内膜剥脱手术

颈动脉狭窄的主要原因是颈总动脉分叉处或颅内动脉起始处粥样硬化,即颈动脉壁形成斑块,当这些斑块增大或破裂时,会造成颈动脉狭窄或栓塞,使远端灌注压下降,导致低灌注性脑梗死。颈动脉内膜剥脱术(carotid endarterectomy,CEA)用于解除颅外颈动脉狭窄,预防缺血性卒中,是预防脑卒中的首选治疗方法。可以通过切除增厚的颈动脉内膜粥样化斑块,预防斑块脱落引起的脑卒中。颈动脉内膜剥脱术能够减轻血管狭窄程度,增加脑血流量。

(一)观察要点

1. 神经系统:观察患者意识、瞳孔、语言、对侧肢体活动及头痛等。
2. 生命体征:重点关注血压变化。
3. 出血及血肿:观察患者颈部有无肿胀、呼吸困难、切口渗出情况。
4. 潜在并发症:灌注脑损伤、脑卒中、神经损伤。

(二)护理措施

1. 常规护理

(1)神经系统:观察患者瞳孔、意识、肢体活动等变化,与术前对比,有异常及时汇报处理,尤应注意患者术前特殊状态,如有,应详细交班。

(2)生命体征:主要是维持术后血压的稳定,血压过高可能引发过度灌注脑损伤,血压偏低会引起灌注不足。

(3)出血及血肿:由于术中使用抗凝药物,术后血液处于低凝状态;或因术中局部止血不彻底,切口处易渗血或形成皮下血肿。应密切观察患者呼吸、颈部敷料及肿胀情况,定时测量颈围,做好对比。保持敷料清洁干燥,有渗液时应及时更换,预防切口感染。

(4)体位与活动:抬高床头30°,使患者头偏向健侧。保持呼吸道通畅,同时有利于伤口引流及减轻颅内高灌注。可使用颈托固定颈部,防止颈部过度活动引起血管扭曲、牵拉及吻合口出血。

2. 并发症的护理

（1）血流动力学不稳定：术后患者由于颈动脉压力感受器功能改变，易发生血压波动，其中高血压发生率较高。应持续进行心电监护，密切观察患者生命体征、神志、面容、尿量等，保持血流动力学稳定。

（2）过度灌注脑损伤：术前脑血管长期代偿性极度扩张，以维持足够的脑血流量。手术纠正颈动脉狭窄后，由于脑血流丧失自主调节，低灌注的半球内血流恢复至正常或出现高灌注压引起脑水肿和出血，导致患者抽搐、意识障碍，最早期的表现是手术单侧严重头痛。复苏期间应做好血压的监测和控制，密切观察患者中枢神经系统变化，有无躁动、抽搐、精神恍惚、意识障碍、兴奋多语等，正确判断患者头痛的性质。

（3）脑卒中：术后造成缺血和出血性脑卒中的危险因素很多，包括斑块栓子脱落、血小板聚集、冲洗不当、脑保护不佳、相对低血压。术后应重点观察患者四肢肌力、神志、GCS 昏迷评分情况，特别是有无肢体活动障碍、对侧偏瘫；评估同侧视力视野，判断有无视力障碍，有无失语、舌偏移、吞咽功能障碍等。同时，应密切观察患者凝血指标以及有无出血倾向，警惕凝血功能异常而引发脑卒中。

（4）伤口出血及颈部血肿：术后颈部血肿形成与术前和术中使用抗凝药物，以及麻醉苏醒期或术后阶段未控制的高血压有关。小血肿可能引起不适，临床以观察为主；大血肿可迅速发展，导致气道受压或偏移，引起气道塌陷甚至死亡。术后应控制血压，嘱患者避免头颈部剧烈活动、用力咳嗽、打喷嚏，必要时使用塑料颈托固定颈部；做好患者心理护理，稳定患者情绪，避免其情绪激动诱发出血；观察引流液的性质和量，确保引流管通畅；密切观察局部伤口有无肿胀、敷料渗血，有无呼吸困难、颈部不适等症状；当局部血肿呈渐进性增大时，应及时通知医生并做好急救准备，必要时床旁备气管切开包；一旦出现伤口活动性出血或张力性血肿、呼吸道受压性呼吸困难，应紧急送手术室止血。

（5）神经损伤：可能与手术牵拉水肿有关，多数于术后消退，永久性颅神经缺陷的风险较低。术后应观察患者是否出现声音嘶哑、进食呛咳、吞咽困难、说话费力、音调降低、伸舌偏斜，如出现相应的临床表现，可汇报医生对症处理。

（6）颈内动脉血栓形成：常发生于术后 3 d 内，其诱因有术后低血压、动脉栓子残留、吻合口漏等。术后密切观察患者的意识情况，如出现烦躁、谵语、偏瘫、昏迷等严重的急性脑损害症状应立即告知医生。

第四节　麻醉恢复室泌尿外科手术后护理

泌尿外科学(urology)是一门研究和防治泌尿系统、男性生殖系统以及肾上腺的外科疾病的专门学科。主要的手术包括肾上腺腺瘤、嗜铬细胞瘤、原发性醛固酮增多症等肾上腺手术治疗;肾、膀胱、前列腺肿瘤手术;肾脏移植,肾盂输尿管交接部狭窄手术;肾、输尿管、膀胱结石手术治疗;经膀胱、耻骨后前列腺增生摘除手术;经尿道膀胱肿瘤电切手术,或应用钬激光等方法进行膀胱肿瘤切除;尿道下裂、阴茎屈曲整形等手术。

一、经尿道电切手术

泌尿系统的经尿道手术常见的有经尿道膀胱肿瘤电切术、经尿道前列腺电切术、经尿道前列腺电气化切除术等。经尿道手术具有创伤小、康复快的优点,但手术中往往需要膀胱内大量灌洗,失血量和尿量较难估计,灌洗液也有进入血液循环的可能,且泌尿科手术大部分患者年龄较大,术后合并诸多并发症。麻醉恢复期应采取合理的措施,在保证患者安全的同时减少不良事件的发生。

(一)观察要点

1. 生命体征及神志:特别关注患者体温,并进行监测。

2. 膀胱冲洗情况:膀胱冲洗是否通畅、冲洗液的颜色、性状、尿液情况、出入量。

3. 潜在并发症:膀胱痉挛、经尿道电切综合征。

(二)护理要点

1. 常规护理

(1)体温护理:患者在手术过程中麻醉、手术部位暴露、快速输入大量液体及大量生理盐水冲洗膀胱等,均可导致患者机体处于低温状态。因此在麻醉恢复期应严密监测患者体温,低于36℃时给予暖风机或液体加温等主动加温措施,如患者发生寒战,应遵医嘱用药。

2. 膀胱冲洗的护理

(1)与手术医生、巡回护士做好膀胱冲洗速度与尿液颜色、性状的交接。

(2)关注尿管的固定情况,膀胱冲洗装置距床面距离大于60 cm,冲洗液可加温(25～30℃为宜)后使用。

（3）冲洗速度过快会引起膀胱壁机械性损伤,使膀胱敏感性增高,导致膀胱痉挛次数增多,其至加重膀胱出血,同时也会导致体温降低、心率加快、呼吸加速、血压升高等生命体征变化。护理:冲洗速度根据尿色而定,色深则快,色浅则慢。传统观念认为持续膀胱冲洗速度一般控制在80～120滴/min。

（4）保持冲洗通畅,观察记录冲洗液的颜色与量。当冲洗不畅或导管阻塞时可以采取以下措施保持膀胱冲洗的通畅:①更换导尿管;②加快冲洗速度,用冲洗液快速把引流通道的血凝块、残留物冲入膀胱,将血凝块冲小;③定时反复挤压导尿管,分解血凝块使其冲洗出来;④也可用注射器抽取0.9%生理盐水反复来回抽吸加压冲洗,冲散分解血凝块,从而吸出血凝块。

3. 膀胱痉挛的护理

膀胱痉挛由逼尿肌非自主收缩引起,临床表现为下腹间歇痉挛伴随放射痛至会阴部、强烈排尿感,部分患者甚至出现导尿管周围溢尿、膀胱内压升高、冲洗不畅,甚至出现冲洗液反流等现象。

（1）保持尿路通畅,行膀胱冲洗的患者有血凝块堵塞时加快冲洗速度,将血凝块清除。

（2）观察评估患者是否发生膀胱痉挛,遵医嘱给予止痛药或解痉药物;协助医生调整气囊尿管的位置、牵拉的强度和气囊内的液体量,在无活动性出血的情况下,早日解除牵拉和拔除尿管。

4. 经尿道电切综合征

行术中膀胱灌洗的患者会因为灌洗液通过开放的血管直接进入血管腔而发生低钠血症。发生低钠血症的时间进程因吸收灌洗液的部位和量不同而异。被吸收到血管腔中(内渗)的灌注液可致血容量急剧增加,会迅速使血清钠下降,出现稀释性低钠血症。

（1）临床表现:患者烦躁不安、恶心呕吐、呼吸困难、血压下降、脉搏缓慢等,严重者出现肺水肿、脑水肿、心力衰竭等症状,血清钠浓度低于135 mmol/L。

（2）加强病情观察,监测电解质变化;给予吸氧,遵医嘱补钠及使用利尿剂,减慢冲洗速度等。

二、泌尿系统碎石手术

尿路结石(urol iasis)又称为尿石症,为最常见的泌尿外科疾病之一。尿路结石可分为上尿路结石和下尿路结石两类,前者指肾结石(renal calculi)和输尿管结石(ureteral calculi),后者指膀胱结石(vesical calculi)和尿道结石(urethral calculi)。由于尿路结石复杂多变,结石的性质、形态、大小、部位不同,患者有个体差异等因素,治疗方法的选择及疗效也大不相同,对尿路结石必须实施个体化治疗,有时需要综合各种治疗方法。术后发生并发症也是普遍现象,早期的观察与处理至关重要。

（一）观察要点

1. 观察疼痛、血尿、膀胱刺激征。
2. 潜在并发症:泌尿系统感染、"石街"、出血、邻近脏器受损、尿漏。

（二）护理要点

1. 支架管(双 J 管)护理

输尿管支架管是泌尿外科医生最常使用的一种器材,通常在术中在输尿管镜引导下进行放置。输尿管支架管用于重建或维持输尿管通畅性,引流碎石和积水,解除输尿管狭窄梗阻,预防术后水肿,促进术后输尿管愈合,以及在盆腔手术中协助识别输尿管。

（1）血尿的护理:术后观察引流液的颜色、量及性状,如出血较多应及时汇报医生。

（2）尿道刺激征的护理:对于输尿管支架管放置后支架远端卷曲引起的膀胱刺激和排尿时膀胱输尿管反流引起的腰痛,做好心理护理和解释工作,注重患者主诉,鉴别支架移位导致的疼痛,汇报医生。

（3）预防支架移位:告知患者术后早期勿剧烈活动,以免引起支架管移位。若患者主诉持续性腰痛或泌尿道梗阻症状,应怀疑可能存在支架移位的情况,及时汇报医生,行腹部平片检查以评估支架位置。

2. 并发症的护理

（1）泌尿系统感染:感染性结石或结石合并感染者,由于结石内细菌播散、碎石梗阻引起肾盂内高压、冲击波引起的肾组织损伤等因素,可发生尿源性败血症。留置输尿管支架管的患者也容易因逆行插管或术前存在尿路感染控制不佳而发生术后感染。此类患者术后应注意观察生命体征,监测有无体温升高、低血压等情况,保持伤口敷料干燥,警惕感染性休克,及时汇报医生,必要时遵医嘱追加使用抗生素。治疗的关键在于早期诊断和早期治疗。

（2）"石街"形成:体外冲击波碎石术后过多碎石积聚于输尿管内没有及时排

出,可引起"石街"形成,阻碍尿液排出;患者有腰痛或不适,有时可合并继发感染。巨大肾结石碎石后宜取患侧卧位,以利于结石随尿液缓慢排出。

（3）出血:术后出血表现为肉眼血尿,原因与术中损伤肾黏膜、术后残余结石和双J管刺激肾集合系统及膀胱输尿管黏膜有关。一般血尿较轻,血色淡红,不需要特殊治疗。若术后短时间内引流管引出大量鲜红色血性液体,须警惕出血。此时应安慰患者,嘱其减少翻身等活动,及时汇报医生处理。

（4）肾盂穿孔或邻近脏器受损:经皮肾镜取石时,由于视野较小,穿刺点以及穿刺角度、穿刺深度把握不佳,从而易损伤患者肾盂或邻近脏器。如外科操作中损伤胸膜,可造成气胸、尿胸、胸腔积液,需放置胸腔引流管。术后发现患者出现气促、发绀或腹部体征异常等,应及时汇报医生。

（5）尿漏护理:表现为造瘘管或尿管周围渗出尿液,局部敷料渗湿,多由血凝块或活动性碎石堵塞管道口所致,需定时观察、挤压管道,必要时协助医生用无菌生理盐水低压冲洗管道。护士应及时更换潮湿的床单元,保持干燥,避免低体温和压力性损伤发生。

3. 膀胱冲洗的护理

具体内容可见本节"经尿道电切手术"相关内容。

三、膀胱切除加尿流改道手术

治疗某些恶性肿瘤（如膀胱癌）或非恶性疾病（如先天畸形）时需要切除膀胱。膀胱切除术后需通过尿流改道与重建手术改变尿流方向。膀胱切除术后最常用的3种重建方法为回肠膀胱术、可控性经皮尿流改道与原位新膀胱术。回肠膀胱术常用于有严重内科合并症的患者,以尽量减少术后并发症和降低再次手术的风险,且是许多患者,尤其是无法完成必要的康复过程以有效管理可控性经皮尿流改道术的患者的首选术式。可控性经皮贮尿囊手术需要用不同的去管化肠段构建低压贮尿囊,并依靠某种功能机制将贮尿囊与皮肤相连,以防止非自主尿流,避免尿液持续流出,无须使用体外集尿装置,但是患者需掌握一定的管理造口及顺利完成自行导尿的方法。原位新膀胱是与原位尿道相连接的体内贮尿囊,其依赖尿道外横纹括约肌和高容量、低压力的贮尿囊来实现控尿,且其可模拟正常排尿,有助于患者恢复正常的自我形象。

（一）观察要点

1. 尿路造口:肠乳头血运情况,高度、形状、大小、色泽、湿润度,周围皮肤情况。

2. 潜在并发症：术后出血、尿漏。

（二）护理要点

1. 术后造口的护理

尿路造口是在全膀胱切除后，用从自身截取的一小段回肠建立一个新的膀胱和新的排泄途径，截取的回肠上端与左右输尿管吻合，下端与腹壁处建立一个造瘘口，用于排泄。

（1）造口血运观察：造口处肠乳头和黏膜为红色，乳头表面湿润有弹性，毛细血管丰富。一般突出腹壁1.5～2 cm，直径约2～2.5 cm，形状可为圆形、椭圆形或不规则形，触碰后会有少量出血。

（2）引流液观察：术后即刻会有尿液流出，常伴少许渗血，呈淡红色。造口内输尿管支架管腔较小，早期会有肠黏液分泌，如引流液颜色较深，或有血块、黏液等堵塞引流管，及时汇报医生。

（3）造口周围皮肤及黏膜完好，缝线固定。储尿袋大小合适、在位，与造口处连接紧密，防止尿液漏出，做好造口周围皮肤的保护。

2. 心理护理

做好沟通交流和心理疏导，评估患者心理、生理需求，及时为患者答疑解惑，鼓励患者积极面对术后自身形象的改变。

3. 并发症护理

（1）术后出血：观察造口引流管和盆腔引流管，引流液的颜色、量、性状，引流管持续引出鲜红色或暗红色液体时，及时汇报医生。

（2）尿漏：观察盆腔引流液的颜色和量，如引流液突然增加，颜色淡红，并出现腹胀，提示有输尿管储尿囊吻合口漏尿可能，及时汇报医生。

四、肾肿瘤剜除手术

保留肾单位手术（nephron sparing surgery，NSS）是治疗肾癌的一种手术方式，以最大程度保留功能性肾单位为特点。它包括肾脏部分切除术、肾脏楔形切除术和肿瘤剜除术。肾肿瘤剜除术（renal tumor enucleation，RTE）是通过在肾肿瘤假包膜与周围正常肾实质之间的自然平面进行钝性分离而完整切除肿瘤的一种保留肾单位手术。肾肿瘤剜除术的提出，一定程度上避免了根治性肾切除术（radical nephrectomy，RN）及肾部分切除术中容易出现的并发症。

（一）观察要点

潜在并发症：术后出血、压力性损伤、尿漏。

（二）护理要点

1. 出血护理

由于肾脏血流丰富，肾肿瘤剜除术创面较大，患者术后早期活动易引发手术创面出血。

（1）术后监测患者生命体征，经血气分析连续监测血红蛋白和血细胞比容。

（2）观察引流液的颜色、量、性状，伤口敷料有无渗血渗液。关注患者主诉，重点关注患者有无腰部酸痛，做好腰腹处的体格检查，必要时汇报医生，行B超下探查，警惕皮下或体腔内血肿。

（3）做好患者的疼痛管理，避免疼痛造成躁动，吸痰和气管导管拔除时应快速、轻柔，避免患者剧烈咳嗽。

（4）指导患者尽量减少翻身活动，保持平卧。避免剧烈的腰部活动，如弯腰、突然坐起、扭腰等，以免肾创面继发性出血。

（5）对苏醒后患者做好解释沟通，做好心理护理和健康宣教。

2. 压力性损伤和下肢静脉血栓的护理

患者特别是高龄瘦弱的患者，早期因限制活动，为压力性损伤和下肢静脉血栓的高风险人群，需早期做好皮肤受压处的保护，必要时术后患者均应穿戴弹力袜，预防血栓的发生，做好交接班。

3. 尿漏的护理

尿漏的发生与肿瘤大小及部位有关，肿瘤越小则发生率越低，中央型肾癌及肾门部肾癌术后发生尿漏的风险增大。术后应加强对切口敷料、肾周引流管及留置导尿的观察。当留置尿管引出尿量少、肾周引流管引出尿液或敷料被尿液浸湿，则提示发生尿漏。

五、肾移植手术

肾移植是部分终末期肾病（end-stage renal disease，ESRD）患者的首选治疗方法。护理工作者掌握肾移植术后早期的护理要点，对患者实施有效的护理，是提高肾移植成功率的重要环节之一。系统的护理规范有助于麻醉恢复室护士及时了解病情变化，提高护士对病情发展的预见性，同时规范的术后护理也有助于患者平安渡过危险期,降低并发症发生率,提高患者生存率。

(一)观察要点

1. 生命体征:目标血压管理,体温、呼吸频率和节律观察。
2. 循环容量:输液速度、量,尿液颜色、速度,记录每小时尿量。
3. 心肺功能:术前心脏超声、氧分压和二氧化碳分压。
4. 内环境:动态监测血气、肾功能、电解质,尤其血钾。
5. 出量:引流量、尿量。
6. 心理状态:知识缺乏、焦虑、恐惧、抑郁。
7. 并发症:超急性排斥反应。

(二)护理要点

1. 入室交接

交接术中生命体征及需要维持的范围、重点病情交接、药品、引流管路个数及特殊情况。尤应注意术前长期透析者,这类患者一般带有动静脉造瘘管,需评估瘘有无震颤及弹性,测量血压及护理操作避免在瘘同侧进行。

2. 监测生命体征

密切观察患者血压、心率、呼吸的变化,遵医嘱实行血压目标管理。肾移植患者如有高血压病史应及时汇报医生,遵医嘱给予降压药物,并严密观察,及时调整或停药。移植受者无蛋白尿时的目标血压应为<140/90 mmHg。为保证移植肾供血充足,防止各种原因造成的低血压影响移植肾供血,术后血压不低于患者基础血压水平,必要时遵医嘱应用血管活性药物;婴幼儿供肾应注意避免灌注压过高,以免造成移植肾损伤。若有血压、体温异常者,应与医生沟通,给予相应处理。血氧饱和度要≥98%,以确保氧气供应。

3. 容量管理

根据"量出为入"原则。遵医嘱选择液体种类,用微量泵严格控制输液速度,记录输液入量。尽量用输液泵泵注抗排异药,遵医嘱调节输液速度,用完及时更换。高钾血症患者注意避免输注含钾液体,如复方氯化钠等。术后72 h内,患者因术前血钠潴留和早期移植肾功能不全而进入利尿期,因此应严格每小时记录尿量,每2 h总结出入量,动态观察尿液的变化,同时注意尿液的颜色、性质,术后可有轻度血尿,属正常。保持出入量基本平衡,即多出多入、少出少入。根据尿量调整补液的速度和量,后1 h补液量和速度依照前1 h排出尿量而定,警惕容量负荷过重引起左心衰竭、肺水肿，具体遵医嘱情况。

4. 伤口及引流液的观察与护理

观察伤口有无红、肿、热、痛及分泌物，视伤口渗出情况及时换药；观察并记录引流管引出液的颜色、性质、量。若引出血性液体＞100 mL/h，提示有活动性出血的可能；若引流出尿液样液体且引流量超过 100 mL，提示尿漏可能；若引流出乳糜样液体，提示淋巴漏。

5. 血气分析

密切监测血气分析结果，尤应注意氧分压、二氧化碳分压、电解质值、血糖等指标，有异常及时与医生沟通，给予相应处理。如静脉应用碳酸氢钠纠正酸中毒，减少酸中毒对移植肾功能的不良影响；如存在高钾血症、高血糖，应予以纠正。

6. 预防感染

由于肾移植患者体质差，术前术后使用免疫抑制剂，感染的潜在可能性增加。因此应严格执行消毒隔离制度及无菌操作原则。拔出气管导管后，鼓励患者做深呼吸和咳嗽，协助排痰，给予雾化吸入等。

7. 警惕免疫排斥

排斥反应可发生在术后的任何时候，一般临床表现为体温骤然升高且持续性血压升高，尿量减少，尿量少于 100 mL/h，尿液色转红，移植肾区疼痛、肿胀，触痛伴全身乏力、关节酸痛、烦躁不安等。抽血查肌酐不降，反有上升趋势，此时应及时报告医生，做出相应的处理。

8. 体温护理

肾移植手术由于时间长、应用全麻药物、术前禁食水、术中液体交换量大、使用低温灌注液及患者全身情况差等因素，发生低体温概率较高。低体温易导致手术患者切口感染率增加、机体凝血功能障碍、免疫力降低，故应采取主动保温措施。

9. 气管导管拔管指征评估

生命体征、神志、呼吸、循环、四肢肌力、感觉。终末期肾病患者常存在尿毒症性神经功能障碍或合并糖尿病，消化道蠕动减缓，胃排空延迟。如为急诊手术，可能禁饮食时间不足。因此肾移植麻醉诱导均应按照饱胃状态处理，而拔管时机应严格掌握，待保护性反射完全恢复后再拔管。

10. 体位护理

给予抬高床头 30°，并限制患者取患侧卧位。

六、肾上腺切除术

肾上腺切除术适用于肾上腺腺瘤、嗜铬细胞瘤、原发性醛固酮增多症等肾上腺手术治疗。肾上腺切除术有经腹、腹膜后或经胸等术式。肾上腺手术可通过开放性或 MIS 腹膜后外科微创手术（minimally invasive surgery，MIS）技术完成。开放性经腹肾上腺切除术可经腹前或胸腹入路完成，开放性腹膜后肾上腺切除术可经腹后入路完成，目前已较少开展。MIS 术式包括经腹腔内腹腔镜肾上腺切除术（laparoscopic transperitoneal adrenalectomy，LTA）及腹后入路后腹腔镜肾上腺切除术（posterior rretroperitoneoscopic adrenalectomy，PRA）。

（一）观察要点

1. 血流动力学的监测。
2. 血糖的监测。
3. 电解质的监测。

（二）护理要点

1. 对于无功能性的肾上腺肿瘤，其切除术后的护理同本章第一节"腹腔镜手术"部分内容。

2. 对于功能性肾上腺肿瘤切除术，护理要点如下：

（1）血流动力学的监测与护理：对于肾上腺嗜铬细胞瘤切除术患者，由于 α 肾上腺素能受体的下调、长效抗高血压药物的残留效应或低血容量，术后暂时性的低血压很常见。在切除嗜铬细胞瘤后，50% 的患者高血压仍会维持 1～3 d；75% 的患者会在手术 10 d 后恢复正常血压。因此术后需要严密监测患者的血压，并准备好血管活性药物（如去氧肾上腺素、去甲肾上腺素或加压素输注），以便及时维持足够血压。

（2）低血糖的护理：对于肾上腺嗜铬细胞瘤切除术患者，在术中或术后，患者可能会因为胰岛素分泌反弹性增加而发生低血糖，因为肿瘤移除后就解除了儿茶酚胺对胰岛素分泌的抑制。当患者麻醉苏醒很慢或术后嗜睡时，应怀疑患者发生了低血糖。术后应常规监测血糖，若发生了低血糖应及时纠正、及时复查。

（3）电解质的监测：原发性醛固酮增多症患者容易出现电解质紊乱，术后应密切监测患者是否发生高钾血症。因为肾脏肾素释放及对侧肾上腺醛固酮分泌的长期抑制会导致短暂性醛固酮减少症，引起血钾升高。

（4）肾上腺危象的观察与护理：肾上腺危象是肾上腺肿瘤切除术后极为凶险的并发症，患者常有非特异性症状，例如恶心、呕吐、腹痛、无力、疲乏、嗜睡、发热、意识模糊或昏迷等，应尽早识别患者有无类似症状，一旦发生立即通知医生。

第五节　麻醉恢复室骨科手术后护理

骨科学可细分为创伤骨科、脊柱外科、运动医学、肿瘤骨科以及儿童骨科等不同的亚专业。随着骨科学的发展，其学科内涵越来越丰富，从新生儿到高龄患者，从单纯的外伤骨折到复杂的脊柱畸形，各手术领域对麻醉期间的管理要求也越来越高。本节概述了不同类型骨科手术后恢复期的观察和护理要点，阐明各类并发症的发生机制及处理措施，为临床麻醉护理工作的开展提供理论支持。

一、创伤骨科手术

创伤骨科主要治疗外力或者外伤引起的骨折和脱位，韧带、肌腱损伤，主要的外伤有车祸伤、机械绞伤、打击伤，儿童和老人会出现摔伤。外伤造成的骨折经常合并严重的软组织损伤，有时外力大，骨块会刺破皮肤造成开放性骨折，处理比较困难。常见的骨折有锁骨骨折、肱骨干骨折、尺桡骨骨折、胫腓骨骨折、股骨干骨折、股骨粗隆骨折、踝关节骨折等。

（一）观察要点

1. 患肢末梢血运：肢体动脉搏动、皮温和色泽，肢体肿胀程度，肢体有无麻木感。

2. 感染征象：切口周围有无渗出，有无红、肿、热、痛、波动感。

3. 并发症：骨筋膜室综合征、脂肪栓塞综合征、血管损伤、神经损伤、深静脉血栓形成、压力性损伤等。

（二）护理要点

1. 常规护理

（1）观察患肢血运：观察患肢动脉搏动、皮温、色泽、感觉、运动、疼痛性质等。如出现动脉搏动消失或减弱、末梢苍白或青紫、皮温下降，应立即汇报医生。

（2）体位护理：四肢骨折患者，抬高患肢高于或略高于心脏水平，以减轻肿胀。

股骨颈骨折患者全麻清醒后取半卧位,患肢保持外展30°中立位。

(3)压力性损伤:进行 Braden 评分。受压部位予悬空或使用减压贴保护以减少局部受压。必要时协助患者翻身。

(4)深静脉血栓形成:进行 Caprini 评分。骨折后长期制动的患者,静脉血回流减慢,同时创伤后血液处于高凝状态,易发生血栓。应避免下肢静脉穿刺,指导病人进行正确的踝泵运动。

2. 骨筋膜室综合征的护理

骨筋膜室综合征(osteofascial compartment syndrome,OCS)是指由骨、骨间膜、肌肉间隔、深筋膜形成的骨筋膜室内的肌肉和神经因急性缺血而产生的一系列早期症状和体征。人体四肢的肌肉群由坚韧的筋膜分隔成段或筋膜室,增高的筋膜室内压对该室内组织的血流循环和功能造成损害时就会发生骨筋膜室综合征。

(1)严密观察患肢肿胀程度和末梢血运:骨筋膜室综合征早期,升高的筋膜室内压尚不足以压迫动脉造成肢体缺血,此时患肢皮肤潮红。随着筋膜室内压增加,患肢动脉受压,血流灌注减少,患肢皮肤苍白、发绀,甚至出现大理石花纹。对单纯闭合性软组织损伤者,急救时尽量减少患肢活动,严禁按摩,以免增加组织损伤。

(2)准确评估"5P"征:"5P"征即疼痛(pain)、麻木(parasthesia)、运动障碍(paralysis)、无脉(pulselessness)和苍白(pallor)。一旦出现肢体血液循环受阻,立即松解所有外固定物,将肢体放平,与心脏齐平,患肢避免热敷。

(3)疼痛护理:如出现进行性加重的静息痛、疼痛程度通常与原始损伤程度不相符、骨折的肢体制动后疼痛仍不能缓解、被动牵拉(伸屈)患肢手指(足趾)时疼痛进一步加剧(早期诊断的敏感体征),需立即汇报医生。

(4)一旦确诊,及时做好手术准备。

3. 脂肪栓塞综合征的护理

脂肪栓塞综合征(fat embolism syndrom,FES)是指人体受到严重创伤、骨折或在骨科手术后,出现的以呼吸困难、进行性低氧血症、意识障碍、皮肤黏膜出血为主要特征的症候群。为骨折部位的骨髓组织破坏,使脂肪滴经破裂的静脉窦进入血液循环,引起肺、脑、肾等部位的血管脂肪栓塞所致,好发于长骨和骨盆骨折。受累患者会出现典型三联征:低氧血症、神经系统异常和淤点状皮疹。FES 没有根治性治疗,一般是采用支持性措施处理并等待患者自行恢复。

(1)脂肪栓塞重在预防,应局部制动,避免对骨髓腔的突然加压。

(2)密切观察病情变化:监测血氧饱和度,持续给氧,对于呼吸困难者行气管插管或气管切开;观察有无中枢神经系统的异常表现,如谵妄、嗜睡和意识模糊、昏迷等;观察皮肤出血点的变化。

（3）积极抗休克治疗,保持静脉通畅,维持有效血容量。

4. 血管、神经损伤

（1）肩关节周围血管、神经损伤:表现为三角肌或上臂、前臂肌肉无力,应观察患肢肿胀、肢体末梢的血运及运动情况。

（2）肘关节周围血管、神经损伤:观察患者是否出现手部感觉异常、前臂缺血表现（肱动脉损伤）、猿手（正中神经损伤）、爪形手（尺神经损伤）、垂腕畸形（桡神经损伤）,如有异常,及时汇报医生。

（3）桡骨远端神经损伤:观察是否损伤桡神经、尺神经、正中神经,注意观察腕关节背伸是否正常,拇指对指、对掌、外展功能是否正常,伤肢浅部感觉、深部感觉、本体感觉是否正常。

（4）腓总神经损伤:观察有无足下垂,保持患肢外展中立位,避免患肢外旋、腓骨头处受压。

（5）腘动脉损伤:如出现动脉搏动消失或减弱、末梢苍白或青紫、皮温下降,应立即汇报医生。

（6）骨盆、髋臼周围神经损伤:主要是腰骶神经丛与坐骨神经丛损伤。患者出现会阴部、下肢感觉麻木,排便排尿困难,下肢肌力下降,活动障碍等。注意观察患者是否有括约肌障碍、感觉运动异常,做好手术前后对比,如有异常应及时汇报医生。

二、脊柱矫形手术

脊柱侧凸表现为脊柱异常向侧方弯曲,是可在多种情况下发生的结构性改变。脊柱侧凸通常发生在儿童和青少年中,快速生长期间的脊柱侧凸进展可引起明显畸形,且可能伴发心肺功能受损。成人也有可能出现"新发"退行性脊柱侧凸,或出现先天性、早发性或青少年特发性脊柱侧凸（adolescent idiopathic scoliosis, AIS）进展,或出现继发于其他情况（如瘫痪、创伤、脊柱手术）的脊柱侧凸。

（一）观察要点

1. 生命体征:目标血压管理、呼吸频率和节律观察、体温。
2. 心肺功能:心脏超声、术前氧分压和二氧化碳分压。
3. 神经功能:双下肢感觉、运动、反射。
4. 心理:焦虑、恐惧、抑郁。

5. 并发症：脊髓神经损伤、脑脊液漏。

（二）护理要点

1. 常规护理

（1）生命体征：遵医嘱实行血压目标管理。及时纠正低血压、低血氧和低红细胞压积，需要血管活性药物维持血压的，动态监测有创血压，并根据血压高低及时维持或调整。依据病情评估、实验室检查结果及心肺功能，动态调整输液速度、输液量，实行目标液体管理。必要时遵医嘱输血，维持病人平均动脉压≥65～80 mmHg，保证脊髓有效灌注。应关注患者的体温，体温过低会影响麻醉药物代谢，不利于患者的复苏。体温过低的患者可采取升高室温、增加盖被、使用暖风机等保温措施。

（2）皮肤护理：检查术中俯卧位皮肤受压点，电生理监测皮肤进针点、术后仰卧位皮肤受压点，尤其对于畸形严重的患者，骨隆突处更容易受压。患者入室后将受压部位予悬空或使用减压贴保护，减少局部受压；将背部棉垫上与皮肤接触的胶布撕除，防止产生黏胶性损伤。

（3）体位护理：为避免患者体内的装置脱出，扭伤脊髓，应采取平卧位，使患者身体维持在一条水平线上，严格执行轴线翻身，对大体重患者采取巾单翻身。术后无法平卧的脊柱畸形患者，应根据患者脊柱形态予柔软垫巾支撑，避免患者肌肉僵直。

（4）疼痛与心理护理：由于脊柱侧弯手术患者年龄较小，心理不成熟，陌生环境导致患者焦虑、恐惧，加上手术伤口较大，患者清醒后会存在不同程度的疼痛，因此应关注患者心理状态，实施相关的疼痛护理，必要时可遵医嘱给予患者止痛剂。

2. 预防出血

（1）关注血气分析中血红蛋白的变化。尤其当患者苏醒时间长或反复躁动不易苏醒时，更应警惕血红蛋白的改变。

（2）保持引流管通畅，监测引流量。患者伤口、引流管在背部常因体位原因、盖被覆盖等，不易观察，可主动将负压引流器放在容易观察的位置。因为背部引流液往往是鲜血性、较为浓稠，需注意保持有效负压。当引流量过少或过多时，需考虑是否出现血凝块堵塞或脑脊液漏，并告知医生处理。遵医嘱人工抽吸引流管，疏通管路阻塞，操作时应注意无菌原则。

3. 呼吸系统相关护理

（1）气管导管拔管指征评估：严密观察生命体征及意识变化、关注双上肢以及双下肢肌力恢复程度,并关注肢体感觉及关节屈伸运动,与术前对比,如发现异常及时汇报。

(2)拔除气管导管:遵医嘱拔除气管导管,保持呼吸道通畅,及时清理呼吸道分泌物,观察咳嗽反射以及声门发声情况。

(3)监测呼吸相关指标:观察呼吸频率、节律以及幅度,拔管15 min后,行血气分析,监测血液中氧分压和二氧化碳分压等指标。当患者出现面部潮红、心动过速、呼吸深而慢、血压偏高时,应考虑通气量不足、二氧化碳潴留等问题,必要时遵医嘱用药。

4. 神经系统相关护理

(1)中枢神经系统:观察瞳孔大小、对光反射。

(2)脊髓神经功能护理:密切观察四肢感觉、运动情况(每隔15 min检查一次),并评估患者足背动脉的搏动情况,关注括约肌功能,若出现肢体麻木、运动障碍、感觉减退或消失等脊髓神经受损表现,需持续心电监护、予氧气吸入4~5 L/min,维持患者平均动脉压≥85 mmHg,保证脊髓有效灌注。遵医嘱予以激素、营养神经类药物治疗。

三、颈椎手术

颈椎手术主要分为颈椎前路手术、颈椎后路手术、前后路手术,其病因包括颈椎退行性变、颈椎肿瘤、颈椎创伤、颈椎感染、颈椎发育性畸形等。颈椎退行性患者和颈椎创伤是颈椎手术最为常见的病因。

(一)观察要点

1. 神经功能:四肢感觉、运动、反射。

2. 皮肤护理:硬质颈托周围压迫。

3. 切口:有无出血、肿胀、局部区域皮肤张力增高等。

4. 并发症:椎前血肿、椎管内血肿、喉头痉挛、吞咽困难、喉返神经损伤、喉上神经损伤、食管损伤、脑脊液漏等颈椎前入路手术,椎旁血肿、第5颈椎神经根麻痹、轴性症状、脑脊液漏等颈椎后入路手术。

(二)护理要点

1. 常规护理

(1)神经功能:患者苏醒前后查看瞳孔大小、对光反射。患者苏醒后评估四肢肌力、感觉并与术前对比,发现异常及时汇报。

（2）皮肤护理：检查术中体位、低温、头钉、牙垫或长时间压迫可能导致的皮肤压力性损伤情况,检查颈托固定处皮肤情况,根据术后压疮风险评估,给予水凝胶垫、棉垫、下肢垫枕或保护贴膜等,实施皮肤保护措施。

（3）体位护理：整体取 15°～30°头高脚低位,双下肢抬起促进血液回流。

2. 预防出血

（1）带颈托的患者,应定时查看颈托内敷料是否有渗血、颈部是否肿胀,监测颈围的变化,注意观察患者呼吸状况。拔管后的患者如有颈部血肿压迫,可能会出现呼吸困难。

（2）减少呛咳：拔管前预给氧,拔管时动作轻柔且快速,颈椎前路手术患者,减少呛咳,咳嗽咳痰时指导患者用手轻按颈前部,预防颈部出血。

（3）保持引流管通畅,监测引流量。患者伤口、引流管在颈部,常因体位原因、盖被覆盖,不易观察,可主动将负压引流器放在容易观察的位置。因为颈部引流液往往是鲜血性,较为浓稠,需注意保持有效负压,当引流量过少或过多时,需考虑是否出现血凝块堵塞或脑脊液漏,并告知医生处理。遵医嘱人工抽吸引流管,疏通管路阻塞,操作时注意无菌原则。

（4）物品准备：患者出现血肿压迫、呼吸困难等,应做好重新插管或者气管切开的物品准备,如气道交换导管、气管切开包等。

3. 手术常见并发症

对于术后并发症,护理人员更多的是一个观察者、发现者的角色,我们只有对并发症有所了解,才能抓住护理重点,密切观察,及时发现并汇报医生,排查原因,积极治疗。

（1）颈椎前入路手术常见并发症

① 颈部血肿：颈部血肿的具体症状包括颈部肿块、吞咽困难、呼吸困难,甚至出现脊髓压迫症状。对于已经发生血肿的患者,在手术过程中探查并清除血肿,彻底止血非常重要。必要情况下可以选择引流装置。

② 神经损伤：具体可以分为喉返神经及喉上神经的损伤两类。损伤导致的声带麻痹会发生术后气道阻塞、不良持续性咳嗽等临床症状。治疗手段以保守治疗为主,包括神经营养药物的使用等。

③ 吞咽困难：临床表现包括对固体、液体甚至唾液的吞咽存在困难、反射性咳嗽、额外的吞咽动作及误吸导致反复发作的肺炎等。如果患者发生吞咽困难应立刻联系外科医生,采用排除法分析引起吞咽困难的因素,后续再采取有针对性的治

疗,包括体位改变、吞咽训练、吞咽控制、改变饮食等。

④ 食管损伤:患者会表现出术后颈部疼痛及颈前皮肤的捻发感。而导致食管损伤的原因与手术操作者的暴力分离有关联。对于出现食管损伤的患者,在口咽部注入亚甲蓝等有色溶液便于在手术中发现穿孔部位,通过采取直接修复或者筋膜覆盖的方式对食管进行修复。

(2)颈椎后入路手术常见并发症

① C5 神经根麻痹:具体表现为患者三角肌或肱二头肌瘫痪,但不伴有其他脊髓压迫体征。目前认为其发生的原因与术中神经根的医源性损伤、手术后脊髓后移导致对神经根的持续牵拉、节段性脊髓功能紊乱、脊髓的再灌注损伤等有关。

② 脑脊液漏:后入路手术是发生脑脊液漏的常见原因,也是其主要危险因素之一。脑脊液漏是由于硬膜囊破裂。关于硬膜囊破裂的修补方法,除了采取直接缝合的方式,还可以选择利用明胶海绵覆盖、纤维蛋白胶封闭等方式。

四、关节置换术(适用于髋、膝关节置换手术,髋、膝关节翻修手术)

关节置换术是骨科常见术式,是治疗骨关节功能障碍的主流方案,治疗原理为使用人工关节替代病变关节,人工关节承担原有关节运动功能,促进患者运动功能恢复。随着临床医学技术的不断发展、优化,关节置换术逐渐具备精确、微创等优势,为临床可持续应用提供了可能。关节置换手术主要包括髋关节置换术、膝关节置换术及它们的翻修术。

(一)观察要点

1. 患肢情况:血运、感觉、运动。

2. 深静脉血栓:肢端皮温、色泽、肿胀及疼痛。

3. 并发症:神经损伤(髋关节置换手术)、腓神经麻痹(膝关节置换手术)

(二)护理措施

1. 常规护理

(1)患肢护理:密切观察患肢循环状态及肿胀程度,触摸足背动脉搏动。膝关节置换术患者取膝伸直位,髋关节置换术患者取卧位时患肢摆外展 30°中立位;对于带中立鞋的患者,予患者着中立鞋。

(2)深静脉血栓:嘱清醒后患者行双下肢踝泵运动。

(3)体位护理:予患者健侧翻身。

2. 并发症护理

（1）神经损伤：坐骨神经损伤最常见，此外，股外侧皮神经、股神经、闭孔神经和臀上神经也可能受到损伤。腓侧坐骨神经分支较胫侧分支更易受到损伤。治疗方法取决于神经损伤的原因。神经损伤主要表现为运动、感觉受损。如果术后立即发现有神经损伤，髋关节和膝关节屈曲可减少坐骨神经和股神经的张力。疑似大血肿、过度肢体延长和神经撕裂伤导致的神经麻痹是手术探查的指征。对于其他无法识别的原因，通常宜观察。如果存在足下垂，在康复期间应采用踝足矫形器。

（2）双下肢不等长：关于什么是下肢显著不等长，目前并没有达成统一共识，我们应在围术期特别关注此情况。下肢长度的差异可能会带来髋部痛、步态障碍、关节不稳定和其他不适。因此，在复苏期间应定时观察患者双下肢长度是否等长，一旦发现异常，及时汇报医生。

（3）腓神经麻痹：腓神经损伤的临床表现包括感觉异常、麻木和伸肌乏力（即足下垂）。膝关节有严重外翻畸形或屈曲挛缩的患者风险最大。术后，患者可因神经肿胀、血肿或直接受压（如，卧床时腿外旋）而出现腓神经麻痹。如观察到腓神经麻痹，应立即汇报医生。

第六节　神经外科手术后麻醉恢复室护理

神经外科学（neurosurgery）是外科学中的一个分支，是在外科学以手术为主要治疗手段的基础上，应用独特的神经外科学研究方法，综合治疗研究人体神经系统，如脑、脊髓和周围神经系统疾病，以及与之相关的附属结构如颅骨、头皮、脑血管、脑膜等的损伤、炎症、肿瘤、畸形和某些遗传代谢障碍或功能紊乱疾病、神经痛等的病因及发病机制，并探索新的诊断、治疗和预防方法的一门科学。神经外科学是医学领域中的一门高、精、尖学科，是医学中最年轻、最复杂而发展又最快的一门学科。

一、颅内血管介入手术

缺血性脑血管病又称为脑缺血性疾病，主要分为可逆性缺血性神经功能丧失、短暂性脑缺血发作以及进展性卒中等临床类型。目前临床采取内科疗法治疗效果不理想，目前脑血管介入术是缺血性脑血管病患者安全性、有效性最高的微创治疗技术。通过脑血管造影技术导引,使用特殊导丝材料经血管到达病变部确定疾病类型,分析脑血管狭窄情况及介入治疗后的再通情况,可以快速显著改善管腔狭窄,减少药物用量,减轻药物的副作用。具有创伤小、恢复效果快、操作简单、安全性高且并发症少等优点。

（一）观察要点

1. 生命体征：重点关注患者的意识、瞳孔、肢体活动、血压。
2. 疼痛：强度、性质、部位、持续时间等。
3. 穿刺肢体：有无渗血、血肿,穿刺侧下肢足背动脉搏动有无异常。
4. 并发症观察：脑血管痉挛、血栓形成或栓塞、穿刺部位出血及皮下血肿形成、颅内出血、过度灌注综合征、造影剂过敏等。

（二）护理要点

1. 常规护理

（1）生命体征的观察：密切观察患者的生命体征及瞳孔变化,维持血压稳定,如患者术后出现意识障碍或者神经功能障碍的表现,及时通知手术医生,行 CT 检查以明确颅内是否发生出血或水肿。

（2）穿刺侧肢体护理：观察穿刺部位有无渗血、血肿,伤口敷料外观是否干燥,穿刺侧下肢足背动脉搏动、皮温、肢体感觉和活动是否异常,及时汇报处理。

（3）体位护理：患者去枕平卧,意识清醒后可抬高床头 15°～30°,术后患者股动脉穿刺处可能留有股动脉鞘,为防止鞘管弯曲、移位、滑脱或折断,应制动并避免髋关节和膝关节屈曲。

2. 并发症护理

（1）脑血管痉挛：术中导管、导丝及栓塞材料对血管壁的机械刺激极易诱发脑血管痉挛,导致脑缺血,表现为头痛、颈项强直及意识障碍加重。应密切观察,及时汇报。

（2）血栓形成或栓塞：密切观察下肢末梢血液循环情况,如发现穿刺侧下肢足背动脉搏动减弱或消失,小腿剧烈疼痛、麻木、肢端发凉,应立即制动、保暖,汇报医生积极处理。

（3）穿刺部位出血及皮下血肿形成：定时观察患者穿刺处伤口情况,如出现渗血或皮下血肿,及时通知手术医生,加压包扎,沙袋压迫。患者绝对卧床休息,穿刺侧肢体制动 2 h。

（4）颅内出血：做好血压控制，预防术后再出血。术后加强对患者的意识、瞳孔及生命体征的观察，若出现渐进性意识障碍、肢体活动障碍、瞳孔不等大、血压持续升高，警惕颅内出血，汇报医生，做到早期干预治疗。

（5）过度灌注综合征：介入栓塞术后，血液重新分配，病灶周围脑组织小动脉自动调节功能丧失，不能耐受增加的血流量，导致血液灌注过度，引发脑肿胀、广泛渗血等并发症，表现为头痛、眼胀、血压增高等症状。术后应加强观察，维持患者血压稳定，发现异常及时汇报医生。

（6）造影剂过敏：术后患者出现恶心、呕吐、头晕、全身红疹等造影剂过敏反应时，立即汇报医生，积极给予处理。

二、开颅手术

开颅手术可用于诊断、切除或治疗肿瘤，夹闭或修复动脉瘤，去除血肿或血凝块，控制出血，修补血管，脑脓肿引流，降低颅内压，活检等。

（一）观察要点

1. 生命体征：重点关注患者的意识、瞳孔、肢体活动、血压。
2. 疼痛：强度、性质、部位、持续时间等。
3. 并发症观察：术后出血和血肿、脑水肿、癫痫、颅内积气、动静脉系统闭塞、脑脊液漏和感染等。

（二）护理措施

1. 常规护理

（1）生命体征：监测意识、瞳孔、肌力变化。

① 控制好血压：血压升高可使动脉瘤或手术部位再次破裂出血，血压过低会诱发脑缺血，需要将血压控制在适当范围内。

② 密切观察患者瞳孔变化，包括瞳孔形态、大小、对光反应等。如患者术后出现意识障碍或神经功能障碍表现，及时通知医生，行 CT 检查以明确颅内是否发生出血或血肿。

（2）疼痛护理：及时评估疼痛的强度、性质、持续时间等，并及时寻找病因，如颅内压增高、血性脑脊液刺激、颈项强直、腰背部疼痛等。及时汇报医生，遵医嘱予以处理。

（3）症状的观察与护理：对于术后偏瘫、失语、吞咽功能障碍、视听功能障碍、精神症状患者,术后加强观察,及时汇报。

(4)输液护理:限制补液量,注意补液的速度,过量、过快的液体可以加重术后脑水肿,同时密切观察血压、脉搏及电解质的变化。

(5)体位护理:开颅术后患者的头部位置变动对颅内压有一定影响,麻醉苏醒后,患者意识清醒、血压平稳,宜采用头部抬高 15°~30° 斜坡卧位,避免头部过屈、过低,避免颈静脉扭曲,以利静脉回流,降低颅内压。

(6)转运过程的护理:由于开颅手术的特殊性,在转运患者过程中及搬运患者至病床时,动作必须轻稳,应有一人双手托住患者头部,防止其颈部扭转或受震动而引起颅内出血。

2. 并发症护理

(1)术后出血和血肿:临床表现为意识障碍逐渐加重,一侧瞳孔逐渐散大,对侧肢体肌力减弱进行性加重,出现血压增高,脉搏、呼吸减慢等颅内压增高症状。术后应密切观察患者意识、瞳孔、对侧肢体活动变化及引流液和引流管的情况,重视患者主诉,及时通知医生进行处理。血肿通常出现在手术后 6 h 内,特别是在后颅窝手术或急症开颅术后。患者病情可能迅速恶化,往往需要紧急气道管理和外科干预。

(2)脑水肿:癫痫、脑出血、开颅手术创伤、牵拉致脑组织受刺激等均可引起脑水肿的发生。应严密观察患者神志、瞳孔、头痛及肢体活动的情况。如发现患者出现神志障碍、瞳孔不等大等异常情况,报告医生及时处理。根据病情正确使用甘露醇等脱水药物,观察脱水药物应用后的效果及尿量,防止患者出入量不平衡而导致电解质紊乱。

(3)癫痫:脑动静脉畸形出血患者多出现肢体抽搐,频繁抽搐可加重脑组织缺氧。密切观察并及时发现抽搐发作的先兆症状,及时报告医生,及时处理是护理的关键。除按医嘱有效地使用抗癫痫药物,还应做好发作前后的护理工作,如:加床栏防止外伤,用缠绕纱布的压舌板垫在上、下齿之间以防止舌咬伤,发作时保持呼吸道通畅,给予吸氧,加强基础护理,保持输液管道通畅,确保药物及时输入。

(4)动静脉系统闭塞:某些颅内手术严重并发症由静脉系统闭塞诱发,导致脑水肿和潜在出血。创伤性撕裂或动脉夹闭止血后也可发生动脉栓塞,术后即刻可发生神经损伤,护理的重点在于早期发现和识别体征,早期进行干预。

(5)颅内积气:是颅内手术后严重并发症之一。颅内积气通常是良性的,是术后谵妄的明确原因,可用高流量氧疗 24~48 h。对于需要正压面罩通气的颅底骨折或经蝶窦手术后神经功能恶化的患者,重点考虑张力性气颅。

（6）脑脊液漏和感染：可在硬脑膜撕裂后、后颅窝手术后等发生，症状包括头痛和精神状态改变，垂体手术后患者的脑脊液漏可表现为鼻后滴漏或流涕。术后应保持伤口敷料干燥清洁，防止脑脊液漏和感染，对已发生脑脊液漏或感染者则应加强相应的护理，如保持漏口清洁、及时更换湿敷料等。

（三）知识拓展

脑室引流管护理

脑室引流是经颅骨钻孔或椎孔穿刺侧脑室，放置引流管，将脑脊液引流至体外，常选择半球额角或整角进行穿刺。

1. 严格执行无菌操作，防止感染

严格保持整个引流装置及管道清洁和无菌，各接头处应用无菌敷料包裹，保持头部创口或穿刺点敷料干燥，如有潮湿，查明原因后及时更换。

2. 控制引流袋高度和引流速度

引流袋的开口应控制在高出侧脑室平面（即外耳道水平）10～15 cm 处，侧卧位时以正中矢状面为基线，高出 15～18 cm。脑室引流早期要特别注意引流速度，切记勿引流过快。患者原处于颅内高压状态，骤然下降减压会使脑室塌陷，导致硬膜下血肿。

3. 观察脑脊液每日引流的量、性质、颜色

（1）控制脑脊液引流量：原则上引流量不应超过 500 mL/d，引流量过多可导致裂隙样脑室、低颅压、继发颅内出血等并发症，患者常常出现低颅压性头痛、恶心、呕吐，如出现此类症状，可暂时夹闭引流管或抬高引流管以控制引流量。

颅内低压综合征引发的头痛有非常显著的特点：坐立或床头抬高时头痛加重，平卧后头痛减轻，床头放低、减慢引流速度后头痛得到缓解。引流量过少的原因可能为引流管堵塞，常见的有管口吸附于脑室壁，小血块或碎裂的脑组织堵塞。可通过旋转引流管，无菌操作下注射器向外抽吸，使引流管通畅。如引流管位置不当，应请医师确认（摄 X 线片），调整引流管的位置，直到有脑脊液流出后重新固定。

（2）观察脑脊液性质和颜色：正常脑脊液无色、透明、无沉淀。术后 1～2 d 引流液可为血性，以后转为橙黄色。若引流液中有大量鲜血或血性颜色逐渐加深，常提示脑室出血；若引流液混浊，呈毛玻璃状或有絮状物，表示存在颅内感染，应及时报告医师，必要时做脑脊液培养和药敏试验。

（3）做好引流管的固定和保护：为避免牵拉引流管，防止引流管脱落及气体进入，开颅手术后应适当限制患者头部活动范围，对躁动的患者，四肢应加约束带。

引流管不可受压、成角、扭曲、打折。

（4）拔管护理：开颅术后一般引流 3～4 d，不宜超过 5～7 d，引流时间过长可能引发颅内感染。随着颅内压的缓解，应及早拔除引流管。拔管前 1 d，应试行抬高引流袋或夹闭引流管，如患者无头痛、呕吐等症状，即可拔管，否则重新开放引流管。拔管后注意观察患者生命体征、意识变化，有无头痛、呕吐等颅内压增高症状，一旦出现及时通知医生，采取相应措施。拔除后还应检查引流管末端有无折断，切口处有无脑脊液漏回。

第七节　妇产科手术后麻醉恢复室护理

妇产科学不仅与外科学、内科学、儿科学等临床学科有密切联系，需要现代诊疗技术（内镜技术等）、胚胎学等多学科的基础知识，而且是一门独具特点并涉及综合临床、基础知识的学科。目前，随着生育率的降低，国家开放了三孩政策，我们应积极响应，充分掌握孕妇妊娠期的生理变化，掌握病理产科以及麻醉方法和药物对母体、胎儿的影响，尽力保证母婴身心舒适安全，预防并发症的发生。而妇科病人以中老年为多，并常伴有高血压、冠心病、糖尿病、继发性贫血、低蛋白血症、电解质紊乱等基础疾病。随着微创手术的发展，腹腔镜下妇科手术数量日益增多、术式趋于复杂，这对麻醉护理提出了更高的要求。我们在麻醉恢复期要充分考虑术中 CO_2 气腹和体位对血流动力学的影响，满足专科需求，对患者病情观察和专科指导应在手术后的麻醉恢复期就开始。

一、妇科手术

主要的妇科手术包括：经腹手术，如子宫及附件切除术、巨大卵巢肿瘤切除术、子宫肌瘤剔除术及异位妊娠切除术，大部分以腹腔镜的方式进行；经阴道的手术，如阴式子宫切除术、肌瘤剔除术及阴道壁修补术等；妇科门诊手术，包括宫腔镜检查与手术如输卵管再通、宫腔镜探查术、宫颈活检、宫颈锥切、无痛人流及取环术等。

（一）观察要点

1. 引流量、伤口敷料及阴道出血情况。
2. 下肢活动情况。

3. 皮下气肿：切口周围、腰背部、颈部、腹部皮肤有无肿胀、捻发音、握雪感等。

4. 高碳酸血症：动脉血气分析示 $PaCO_2 > 45$ mmHg，相应症状和体征。

5. 心理状态：有无焦虑、恐惧、抑郁。

（二）护理要点

1. 常规护理

（1）观察阴道流血情况：床单元及衣物污染、潮湿后应及时予以更换，保持干燥，减少压力性损伤的风险；对于苏醒后的患者，在病情允许情况下可嘱其适当变换体位，以引流出盆腔深处的积液，观察引流量，及时识别活动性出血，如发生应立即汇报医生，协助医生正确处理。

（2）体位护理：取低半卧位，减轻切口张力。

（3）胃肠道护理：女性作为术后恶心呕吐的高发人群，应加强术前的宣教以及术后的评估和护理。若患者出现恶心呕吐，协助患者头偏向一侧，防止误吸，及时清理呕吐物，保持床单位整洁；遵医嘱停用患者阿片类镇痛药，减少引起患者恶心呕吐的诱因；遵医嘱使用止吐药，观察用药效果，转运过程中做到轻、快、稳，可嘱病人闭目，防止转运途中晕眩。

（4）心理护理：关注患者心理状态，尤其是因为手术影响生育功能的患者，应注意安慰患者，缓解其焦虑、抑郁的情绪。

2. 盆腔手术相关神经损伤

盆腔手术中神经损伤最常见的原因是：手术切开、套管针插入造成的神经截断或电外科设备造成的热损伤，结扎（控制出血）、组织对拢缝合（如关闭腹膜后腔）或盆腔重建手术（如阴道或膀胱悬吊手术）造成的神经卡压，患者体位、拉钩、夹钳或者血肿对神经的压迫或牵拉。

行盆腔清扫的患者应在苏醒后及时评估下肢肌力、感觉，并与术前对比，发现异常及时汇报。

与盆腔手术有关的神经病变最常累及股神经、髂腹股沟神经、髂腹下神经、生殖股神经、股外侧皮神经、闭孔神经及阴部神经。第1~4骶椎发出的各条神经根可能在阴道或直肠手术中受累。

3. 皮下气肿及高碳酸血症的护理

皮下气肿多因气腹压力过高、深部组织缝合不严密及手术时间较长等因素所致。皮下气肿一般表现为突发的无痛性软组织肿胀，好发于上胸部、颈部和面部（如眶周），触摸肿胀处有捻发音。

（1）症状较轻者一般无须特殊处理，告知患者原因并予以安慰，消除其顾虑，一般术后 3～5 d 即可自行缓解，必要时可给予皮下穿刺放气等处理。

（2）严重气肿时患者可出现胸闷、胸痛及呼吸困难等症状。应指导患者进行有效的咳嗽与深呼吸、低流量吸氧，促进二氧化碳排出。

高碳酸血症与皮下气肿可能伴随发生，这是由于后腹腔镜手术中使用 CO_2 气体充盈腹部，导致大量 CO_2 进入血液循环，使患者发生酸中毒。术后应注意观察患者是否乏力、烦躁、呼吸困难，应加强呼吸系统的护理并监测患者动脉血气，及早发现异常并汇报医生处理（详细可参照本书第三章第一节"高碳酸血症"相关内容）。

二、全身麻醉剖宫产手术

近几十年来，在剖宫产中使用全麻的情况已经明显减少，但少数情况下仍需实施全麻，包括产妇大出血、凝血功能障碍、威胁胎儿生存，或是产妇拒绝区域麻醉，以及存在其他椎管内麻醉的禁忌证。

（一）观察要点

1. 评估患者气管导管拔管指征。
2. 宫底高度及硬度、阴道出血、子宫收缩等。
3. 高危妊娠并发症的预防和处理。
4. 心理状态：有无焦虑、恐惧、抑郁。

（二）护理措施

1. 常规护理

（1）体位护理：单纯全身麻醉的患者可取低半卧位，减轻切口张力；常有患者先采取椎管内麻醉，效果欠佳或难以耐受后又采取全身麻醉，对于此类患者应充分评估其麻醉方式，令其取平卧位。

（2）心理护理：剖宫产后产妇因疼痛、躯体不适、激素水平变化、母婴分离等容易产生焦虑、抑郁、恐惧等情绪，应主动关心，安抚患者情绪，防止因情绪激动造成血压、心率波动等情况。

（3）应用缩宫素的患者，应保持缩宫素匀速输注，不可随意调节滴速，保持静脉通路的通畅。

2. 气道护理

（1）全麻剖宫产患者入室后应妥善固定气管导管，防止意外拔管，拔管前充分评估患者肌力、意识情况,完全清醒、喉反射恢复后方可拔管。

(2) 胃动力和胃食管括约肌功能减退以及胃酸分泌过多使产妇术后发生反流、误吸的风险增加,所以无论是否禁食,所有产妇均应视为饱胃患者,积极预防反流、误吸的发生。入室时检查气管导管气囊压力,带管患者呕吐时及时予吸引去除口腔分泌物,拔管后的患者如有呕吐,嘱其头偏向一侧。如果发生了反流、误吸,应立即将患者置于头低位,并偏向一侧,重复进行吸引以吸除误吸物质,汇报医生,遵医嘱给予气管解痉药及抗生素,同时行必要的呼吸支持。如果发生了中度至重度的误吸,或误吸了固体,应当立即协助医生应用带套囊的气管内导管插管,插管后再次反复吸引以移除颗粒性物质,保证足够的吸入氧浓度,必要时可以采用持续气道正压通气。

3. 产后出血的观察和护理

(1) 入室 3 h 内,根据医嘱及入室交接状况按压宫底(按压方法见后文"知识拓展"),观察宫底高度、阴道流血等情况,宫内放置水囊压迫止血的患者不按压宫底。

(2) 产后出血量超过 500 mL 称为产后出血。产后出血过多的原因包括子宫收缩乏力、子宫撕裂、胎盘碎片残留等。对于生命体征稳定且伤口无渗血的患者,若血液在腹膜后积聚或子宫缝合后血液局限于宫腔,可能难以发现出血。如剖宫产后出现代偿性休克(血压正常伴心率不断增加),应加强观察,积极评估血气分析结果等,必要时配合医生行床旁 B 超检查。

(3) 发现产后出血量大时建立至少 2 条静脉通路,其中至少 1 条应是大口径(14 G 或 16 G)导管,用于补液、输血及给药。应遵医嘱输血,使用止血药物和缩宫素。

(4) 记录尿量,预防急性肾功能衰竭发生,如尿量少于 30 mL/h,应补充血容量,如尿量少于 17 mL/h 应考虑有肾衰的可能。

(5) 通过面罩给氧(10~15 L/min),维持血氧饱和度>95%;注意保暖,避免出现低体温。

4. 其他合并症的护理

(1) 妊娠合并高血压:妊娠期高血压是指孕 20 周后出现高血压,且不伴蛋白尿或子痫前期相关终末器官功能障碍的其他表现。其中 10%~25% 的患者可能最终会出现子痫前期的症状和体征。如果子痫前期女性发生抽搐,诊断将升级为子痫。

子痫抽搐发作通常表现为全身性的强直-阵挛性抽搐。发病时,患者出现突然意识丧失,常伴有尖叫。随后,手臂、腿、胸部和背部的肌肉则变得僵硬。在肌肉强直期,患者可能开始出现发绀。大约 1 min 后,开始出现抽动和颤搐,持续 1～2 min。患者可能发生舌咬伤,口吐泡沫状血痰。当颤搐结束,患者进入发作后期。最初患者处于深睡眠,呼吸深,然后逐渐清醒,经常主诉头痛。处理原则:①防止孕产妇缺氧和外伤。保持气道通畅,防止误吸,尽量使患者处于侧卧位。通过面罩辅助供氧(8～10 L/min)以治疗抽搐中通气不足引发的低氧血症,去除床周危险物品防止创伤。②治疗重度高血压(若存在)。③防止抽搐复发。硫酸镁是首选的抗惊厥药。

子痫前期/子痫最严重的并发症是脑卒中导致死亡或失能。这种情况下的脑卒中大多为出血性,发病前有剧烈头痛和严重的血压水平波动。因为抽搐是脑卒中的危险因素,患者如果发生抽搐,还需警惕脑卒中的发生。

(2)妊娠合并糖尿病:护理措施包括以下 3 点。①合理应用胰岛素,仔细监测血糖水平;②监测尿量以了解肾功能状态;③妊娠合并糖尿病患者易发生感染,应严格执行无菌操作技术。

(3)妊娠合并甲亢:甲状腺危象通常由急性事件如甲状腺或非甲状腺手术、创伤、感染、急性碘负荷或分娩诱发。妊娠合并甲亢的患者应做好围麻醉期处理甲状腺危象的准备。治疗原则包括以下 3 点。①对症治疗,减轻应激反应;②纠正水电解质紊乱,降温;③遵医嘱用药,降低血液循环中过多的甲状腺素或降低外周组织对甲状腺激素的反应。

(4)妊娠合并病态肥胖:病态肥胖对产妇的影响主要表现在以下 4 个方面。①呼吸系统。可能存在肺功能储备降低,氧合状态差,困难气道发生率高。②心血管系统。血容量过多,心脏负担重。③消化系统。发生胃内容物反流和肺误吸的风险进一步增加。④内分泌。肥胖患者妊娠期通常存在胰岛素相对不足。麻醉恢复期应该加强观察,预防并发症的发生。

(5)仰卧位低血压:足月产妇处于仰卧位时会出现血压下降、心动过速及股静脉压升高现象,这是由于妊娠子宫压迫下腔静脉导致静脉回流降低及心排量降低,也被称为"仰卧位低血压综合征"。许多麻醉药物产生的交感神经抑制作用可导致血管扩张,进一步减少静脉回流,加重低血压。护理时应加强对血压的监测,积极处理低血压,遵医嘱扩容、变换体位(如向左侧倾斜手术台 15°～30°,或于患者右臀下放置楔形物)、使用血管活性药。

(三)知识拓展

1. 子宫底按压操作方法

(1)协助产妇仰卧于床上、双腿屈曲分开以使腹肌放松,检查者站于产妇右侧。

（2）移去腹部沙袋，露出腹部。

（3）掀开会阴积血垫。

（4）右手轻压住产妇腹部切口，左手触摸腹部，检查宫缩情况，嘱产妇张口哈气，左手滑向宫底以适当力度往盆腔方向推挤，观察阴道出血量。

（5）更换/盖好产垫，压上沙袋。

（6）协助产妇取舒适卧位，整理床单元。

（7）洗手，记录出血量。

2. 甲状腺危象

甲状腺危象是甲状腺功能亢进最严重的并发症，多发生于甲亢未治疗或控制不良患者，在感染、手术、创伤或突然停药后，出现以高热、大汗、心动过速、心律失常、严重呕泻、意识障碍等为特征的临床综合征。

第八节　麻醉恢复室耳鼻喉咽头颈外科手术后护理

现代耳鼻咽喉头颈外科学的教科书中，单列的三级学科包括耳科学、鼻科学、咽科学及颌面疾病、喉科学、气管食管科学、颈科学以及颅底外科学等各自独立的学科内容。与外科的发展相应，耳鼻咽喉头颈外科的麻醉也已经经历了从既往的以局部麻醉为主到现在的全身麻醉占绝对优势的过程，成为临床麻醉中一个越来越受重视的亚专业。与之相应，全麻后病人的复苏护理也成为影响病人手术的重要环节之一。

本节将按照现代耳鼻咽喉头颈外科学的三级学科分类，介绍这一学科麻醉恢复室的护理要点。

一、耳部手术

临床上需要采用全身麻醉的耳科手术包括外耳、中耳、乳突及内耳手术。复杂的外耳手术包括一些先天畸形（如先天性耳廓畸形、外耳道闭锁等）的修复，这些畸形还可能涉及中耳畸形，手术时间通常较长，主要患者以小儿为主。中耳、乳突和内耳手术可能涉及各个年龄段患者，常见手术类型包括骨膜修补术、镫骨切除术、听骨链成形术、乳突根治术、胆脂瘤切除术以及越来越多的人工电子耳蜗植入术等。

（一）观察要点

1. 观察伤口敷料、引流情况及面部肿胀情况。
2. 并发症：面瘫、眼震、头晕、恶心、呕吐等。

（二）护理要点

1. 常规护理

（1）病情观察：观察患者伤口处敷料有无渗血、渗液，以及患者伤口包扎松紧度对面部肿胀程度的影响，如患者面部明显肿胀、双眼睁开较难、眼皮及球结膜水肿，需通知医生进行相应调整。

（2）体位护理：患者术后头偏向健侧，保持患侧朝上，勿使患侧受压，同时需注意避免颈过度后伸或头颅过度扭转。应用喉罩通气时要避免喉罩移位，确保喉罩位置良好。

2. 并发症护理

（1）面神经损伤护理：颅脑创伤和医源性损伤是造成面神经损伤（facial nerve injury）的主要因素。面神经损伤导致的面瘫等临床表现对患者的生活、工作造成诸多的不良影响。面神经可分为脑桥内段、颅内段、内耳道段、颞骨内面神经管段和颅外段五段，不同部位的损伤有相应的解剖和临床特征，其手术治疗方法也不尽相同。面神经损伤麻醉恢复室护理的重点在于早期发现，患者清醒后，观察患者有无嘴角倾斜，双侧面部是否对称，能否完成闭眼鼓腮等动作，如有异常及时汇报医生。

（2）气道及胃肠道护理：对于实施镫骨植入术或鼓膜形成术的患者，为减少植入物移位或其他耳内重建结构改变，在麻醉复苏期间应避免患者躁动、呛咳，减少气管刺激，加强术后镇痛，预防恶心呕吐等，改善复苏质量以保证手术治疗效果。

（3）晕眩的护理：由于手术操作于耳内完成，术后患者容易出现眩晕的症状，要做好心理护理和解释工作。在患者转运过程中，应动作轻柔，解释到位，重视其自身的感受。

3. 小儿行电子耳蜗植入术的护理

人工电子耳蜗是一种模拟人耳蜗功能的声-电能转换电子装置，它将声音信号转换成电信号，通过植入内耳的电极，绕过耳蜗内丧失功能的感觉细胞直接刺激听神经，刺激完全性耳聋和极重度耳聋患者残余的耳蜗螺旋神经元，产生人工电诱发听觉，并使患者获得或部分恢复听觉。大部分行电子耳蜗植入术的患者为儿童。

（1）物品准备：由于小儿麻醉复苏的特殊性，在入复苏室前需根据患儿身高、年龄、体重做好小儿呼吸机、心电监护仪的设定及复苏物品准备，如小儿袖带、脉氧指套、吸痰管、简易呼吸器、小儿面罩等。

（2）专人看护：手术患儿年龄较小，麻醉清醒后出于本能意识会出现拔管反应，专人看护可以第一时间阻止患儿的行为，在保护重要管道的同时预防患儿坠床。

（3）做好心理护理：患儿离开父母，在陌生的环境里，加之术后不适的刺激，愈发恐惧不安，焦虑紧张情绪严重。需要麻醉恢复室护士做好安抚陪伴的工作，稳定患儿情绪，细致观察患儿面部表情、精神状况，及时发现患儿不适，汇报医生，共同处理。

（4）患儿达到出室标准，应及时护送患儿返回病房。

二、鼻部手术

鼻科手术可按解剖区域划分为外科鼻手术、鼻腔手术、鼻窦手术以及涉及相邻骨质的鼻眶和鼻颅底手术。鼻内镜微创外科的飞速发展已使传统的鼻窦-颅面外科发生了巨大变革，功能性鼻内镜手术（functional endoscopic sinus surgery，FESS）已成为涉及鼻旁窦手术的主要治疗手段，相关的经鼻眶外科和鼻颅底外科也将鼻科手术带到了一个前所未有的新高度。既往以局部麻醉为主的鼻科手术目前也已逐步过渡为全身麻醉下进行，其中大部分可以在喉罩全身麻醉下安全实施。

（一）观察要点

1. 患者口鼻腔渗血、渗液，如有异常及时汇报外科医生处理。

2. 患者呼吸状态：复苏期间患者呼吸机辅助呼吸状态下应关注患者气道压，及时吸引气道内渗出物，拔管后观察患者呼吸幅度、频率。

（二）护理要点

1. 体位：床头抬高 15°～30°，减少鼻腔内渗血、渗液对气道的刺激。

2. 气道护理：患者伤口位于鼻腔内，较多渗血、渗液在口鼻腔积聚，拔管前应在麻醉状态下尽量吸尽口鼻腔分泌物。拔管时动作轻柔、迅速，尽可能减少拔管时呛咳、体动以减少创面出血及血液污染气道。清醒患者可自行吐出口鼻腔渗血、渗液。

3. 皮肤护理：患者鼻腔填塞后仍有血液渗出至面颈部，复苏室护士应做好皮肤护理,及时擦拭渗出的血液,防止结痂、粘连,同时吸引鼻腔处积血。

4. 疼痛护理:告知患者因鼻腔填塞引起反射性头痛、面部轻微肿胀、畏光、流泪等症状,均属正常。

(三)知识拓展

喉痉挛护理

喉痉挛(laryngospasm)指喉部肌肉反射性痉挛收缩,使声带内收,声门部分或完全关闭,导致患者出现不同程度的呼吸困难,甚至完全性的呼吸道梗阻。鼻内镜术后患者由于渗血、渗液对气道喉头的刺激,有出现喉痉挛的可能。

(1)轻度喉痉挛:表现为吸气时声带紧张,声门口变窄,患者可发出高亢的喉鸣音(如笛鸣),去除刺激后可自行缓解。麻醉恢复室护士应做好病情观察和心理护理,嘱患者放松。

(2)中度喉痉挛:由于保护性反射,呼气时假声带也紧张,气流受阻而发出粗糙的喉鸣音,在吸气时可有三凹征和发绀。需立即头后仰,托起下颌吸氧,汇报医生,遵医嘱使用解除痉挛的药物。

(3)重度喉痉挛:咽喉部肌肉皆进入痉挛状态,患者很快出现三凹征及严重发绀。应立即予麻醉面罩加压通气,遵医嘱使用解痉药物必要时协助医生再次插管,或环甲膜穿刺给氧。

三、喉部手术

喉部位居颈前正中,在舌骨下方,上通咽喉,下接气管,后邻食管入口,有呼吸、发声、保护、吞咽等功能,位置极其重要。喉部病变特别是声门病变由于直接影响呼吸,常常会迅即造成危及生命的事件。喉科手术大都需要接受全身麻醉,由于病变的位置处于麻醉气道管理的关键区域,共用气道的问题比其他耳鼻咽喉头颈外科手术更为突出。所以喉部手术不仅对术中麻醉医生提出了前所有未有的挑战,对于麻醉恢复室的管理也提出了更高的要求。

(一)观察要点

1. 口鼻腔及气道渗血、渗液情况及有无呼吸困难。

2. 头、颈、面部的肿胀情况。

3. 并发症:术后出血、误吸和呛咳、皮下气肿。

（二）护理要点

1. 一般护理

（1）气道护理：拔管前后吸尽口鼻腔渗血、渗液，吸痰过程中注意执行无菌操作，吸痰时动作轻柔，减少刺激，避免剧烈咳嗽，确保气管造瘘口通畅。拔管后做好气道湿化，防止气道干燥，痰液结痂，同时观察患者呼吸，预防因痰液黏稠、过多堵塞气管，造成呼吸困难。观察患者的头、颈、面部的肿胀情况，观察是否因绷带捆绑过紧影响头面部血运，造成患者头面部潮红、组织疏松处水肿，如有此类情况可汇报医生进行调整。

（2）皮肤护理：及时清理血渍，更换颈部伤口敷料，预防切口感染。检查外套管系带松紧度，以通过一指为宜。

（3）预防出血：全麻未清醒患者应观察有无连续吞咽动作，预防切口处出血，观察患者伤口敷料有无渗血、渗液，颈部有无肿胀现象。

（4）导管护理：胃管是喉部手术患者的重要管道，应做好固定，同时要向患者解释并强调胃管的重要性，防止意外拔管。

（5）体位：床头抬高 $30°\sim45°$，头部适当制动，避免颈过伸，减轻喉部分切除后原有结构减少在缝合处产生的张力。

（6）心理护理：喉部手术患者术后发音功能受损，无法准确表达自己的想法，负面情绪较多，麻醉恢复室护士应主动关心，耐心沟通，做好心理护理。

2. 并发症护理

（1）术后出血：术中止血不彻底、术后缝合线滑脱、患者剧烈咳嗽、活动时过度伸展或转动颈部，都可能造成术后切口出血或血肿，形成的血肿可能会压迫气道，造成患者术后呼吸困难。

① 复苏期间应注意观察患者引流液性状、颜色和量，防止引流管扭曲、打折、受压，保持颈部负压引流通畅。

② 嘱患者避免剧烈咳嗽，不可过度晃动颈部或伸展上肢，以免牵拉伤口引起出血。

③ 如发现患者切口渗血或引流不畅、颈围增大、出现呼吸困难，应立即通知医生进行处理。

（2）误吸和呛咳：由于手术切除后，喉腔组织缺损，后喉的括约肌保护作用全部或部分丧失；或喉上神经或舌下神经被切断导致吞咽不协调；或喉腔损伤导致局部水肿造成误吸或呛咳。

① 在镇静状态下吸尽患者口鼻腔和气道渗血、渗液,防止过多的分泌物下流,刺激喉部,拔管时可减少吸痰造成的刺激。

② 向清醒患者做好解释教育工作和心理护理,抬高床头,嘱患者吞咽时放慢动作,如分泌物过多可告知医护人员,协助患者吐出或用吸痰管轻柔抽吸。

(3)皮下气肿:术后出现皮下气肿,应记录皮下气肿的范围、程度和发展情况,做好交接班,告知患者皮下气肿一般术后 3 d 内可自行吸收,无须特殊处理,消除患者紧张情绪。

3. 气管切开护理

气管切开术系切开颈段气管,放入金属气管套管或硅胶套管,是解除喉源性呼吸困难、呼吸功能失常或下呼吸道分泌物潴留所致呼吸困难的常见手术。

(1)保持呼吸道通畅:及时清理呼吸道,加强气道湿化,预防血痂、痰痂阻塞。

(2)预防感染:及时更换伤口周围污染敷料。

(3)预防脱管:检查系带松紧度和牢固性,松紧以能容纳 1 根手指为宜。

(4)呼吸困难。

① 套管内阻塞:拔除套管内管后呼吸即改善,表明内套管阻塞,应予清洁后再放入。

② 套管外管或下呼吸道阻塞:拔出内套管后呼吸仍无法改善者,可滴入湿化液并进行深度吸痰,呼吸困难即可缓解。

③ 套管脱出:脱管原因多为套管缚带太松,或为活结易解开,皮下气肿,剧烈咳嗽、挣扎等。如脱管,应立刻通知医生并协助重新插入套管。

(5)并发症护理:常见并发症包括皮下气肿、纵隔气肿、气胸、出血等,术后应观察患者的呼吸、血压、脉搏、心率及缺氧症状有无明显改善,如有异常,及时汇报。

第九节　麻醉恢复室口腔颌面外科手术后护理

口腔颌面外科学是口腔外科学与颌面外科学相结合发展起来的交叉学科,是以研究口腔颌面部疾病防治为主要内容的学科,是口腔医学的重要组成部分,也是外科学的重要分支。口腔颌面外科手术内容广泛,患者年龄跨度大,由外伤、瘢痕挛缩、炎症肿瘤、关节强直以及颌面部畸形等导致的困难气道现象十分常见,同时患者多伴有严重心理问题,因此,口腔颌面外科的麻醉及其护理也具有独到之处。

一、唇腭裂手术

唇腭裂是临床上最常见的先天性颅颌面畸形之一,根据是否伴有其他先天性疾病可以分为综合征型唇腭裂和非综合征型唇腭裂,两类根据畸形部位和范围可分为单发的唇裂和腭裂、唇裂合并腭裂等类型。由于上唇及腭部裂开,不能形成一个完整闭合的负压腔,导致患儿喂养困难,因此大多唇腭裂患者伴有营养不良、贫血等症状;由于缺少鼻腔的屏障和保护功能,唇腭裂患者容易反复发生呼吸道感染等并发症。目前主张畸形的手术治疗在小儿时期完成。唇裂和腭裂患儿进行修复的最佳时间不同:单侧唇裂修复术在出生后 3～6 个月进行,双侧唇裂修复术在 6～12 个月进行,腭裂修复术在 12～18 个月进行。

唇的境界:唇的上界为鼻底,下界为颏唇沟,两侧界限为唇面沟,其中部有横行的口裂将唇分为上唇和下唇。腭部指固有口腔的上壁,分隔鼻腔和口腔。腭包括前 2/3 的硬腭和后 1/3 的软腭。

(一)观察要点

1. 输液:严格控制输液滴数,以防患儿发生心衰、肺水肿。
2. 实验室检查:血常规,重点关注血红蛋白、白细胞计数。
3. 并发症:舌后坠、误吸、喉痉挛、伤口出血、穿孔或复裂、低体温等。

(二)护理要点

1. 常规护理

(1)心理护理:对患儿进行心理安抚,减轻患儿哭闹,缓解其紧张和焦虑情绪。

(2)体位:唇腭裂患儿术后躁动、哭闹可导致伤口出血、恶心呕吐等,为避免由此引起的误吸,可适当调整体位,将患儿抱起,使患儿身体处于水平位,头偏向一侧,或让患儿采取侧卧位。

(3)饮食护理:加强术后健康指导,在保证患儿术后安全的前提下,指导早期进食,促进患儿康复。全身麻醉完全清醒、呼吸道通畅后,即可尝试饮水,可给予 10～15 mL 温凉水饮用,观察吞咽反射恢复情况,15 min 后,若无呛咳、恶心,再喂 80～100 mL 温凉糖水,观察有无不良反应。

(4)输液:静脉补液应注意输液速度的调节,防止滴速过快、液体量过大引起患儿循环超负荷,出现心衰、肺水肿等。按儿科补液速度标准为 3～5 mL/(kg·h),归纳为公式,即每分钟输液速度(滴/min)=体重(kg)×5 mL/(kg·h)×20 滴/h。

（5）严格掌握拔管指征：麻醉苏醒初期的患儿可能会因为导管刺激、疼痛等出现心跳加速、肢体扭动，甚至自行拔除气管导管或留置针等现象。应确保一名麻醉科护士实时看护患儿，严格掌握拔管指征，待患儿肌力恢复、呼吸循环稳定后遵医嘱吸引口腔和气管内分泌物后予以拔除气管导管。

（6）病情观察：严密监测患儿全身状况，尤其是呼吸道情况，观察有无伤口出血、误吸、舌后坠和呼吸困难等情况，发现异常及时汇报医生，严防并发症的发生。

2. 并发症护理

（1）舌后坠：是唇腭裂手术的常见并发症，由麻醉药物没有完全代谢及气管拔管过早导致。舌后坠造成上呼吸道不完全梗阻时，患儿会发出不同程度的鼾声；当舌后坠造成上呼吸道完全阻塞时，鼾声反而消失，患儿 SpO_2 进行性下降。发现后应立即托起患儿的下颌，放置口（鼻）咽通气道管，适量给氧。

（2）误吸和窒息：唇腭裂手术由于伤口的血性渗出物过多造成误吸甚至窒息，临床表现为三凹征、双肺有啰音、SpO_2 进行性下降等症状。处理措施为将患儿置于侧卧位或者将其头偏向一侧，及时将患儿口鼻腔内的分泌物和血液清理干净，必要时行气管内插管。

（3）喉痉挛：近期内发生上呼吸道感染的患儿呼吸道比较敏感，易激惹，手术部位紧靠上呼吸道，手术的牵拉及炎性反应都会刺激喉部，引起喉痉挛，多表现为吸气性呼吸困难，常伴有干咳和哮鸣音。当喉发生完全性痉挛时，气道完全阻塞，患儿很快出现发绀。当出现喉痉挛时，要及时解除刺激，面罩加压给氧，静脉给予肌肉松弛剂，缓解痉挛。

（4）咽喉部水肿：手术部位紧靠着咽喉部，手术的牵拉、手术切口和患儿哭闹容易引起术后咽喉部的水肿。多表现为呼吸和吞咽困难，哭闹时声音嘶哑。对该类患者以预防为主，术后予适量激素类药物。

（5）伤口出血：是术后较常见的并发症，应依据其原因、部位、性质，采取不同的措施处理。术前做好血常规及凝血功能检查，了解患儿身体状况。术后加强病情观察，如患儿有频繁的吞咽动作，应立即查看有无伤口出血。术后如发现出血，先明确出血部位和原因。渗血可用浸有肾上腺素的小纱布局部填塞或压迫止血；如出血在鼻腔侧创面，可滴入 1% 麻黄素溶液数滴；发现有明显的出血点时，应及时缝扎止血。

（6）穿孔或复裂：做好术前评估，主要包括患儿月龄、体重、血红蛋白、出凝血时间等指标，以及近 1 个月汤匙喂养练习情况。术后伤口内填塞适量碘仿纱条可起到减张、止血、保护创口的作用。如纱条外露，切忌往回强行填塞或强行外拉，应立即通知医生,在确定无渗血的情况下剪去外露纱条,剩余碘仿纱条于1周后开始拆除,10 d左右拆除完毕。

(7)低体温:婴幼儿患者的体温调节中枢发育不完善,皮下脂肪少,而体表面积相对较大,热量容易散发;麻醉药物对于机体的体温中枢也有抑制作用,使其体温调节功能降低,从而更易出现低体温现象;唇腭裂患者的营养情况较差,抵抗能力弱,也是导致低体温的重要因素。患儿转入麻醉恢复室后要积极采取保温措施,避免过度裸露患儿的体表,并监测患儿体温变化,必要时予以保温毯或加温输液。

二、正颌手术

牙颌面畸形是一种由颌骨生长发育异常引起的颌骨体积、形态结构以及上下颌骨之间及其与颅面其他骨骼之间的位置关系失调,表现为颜面形态异常、咬合关系错乱与口颌系统功能障碍,又称骨性错颌畸形。牙颌面畸形不仅影响患者咀嚼功能,还会使得患者外貌异常,继而易产生一系列的心理健康问题。

正颌外科手术是治疗牙颌面畸形,矫正上下颌骨以及颜面形态异常的手术方法。现代正颌外科最常用的术式为上颌LeFortⅠ型截骨术、双侧下颌升支矢状劈开截骨术和水平截骨颏成形术。由于手术时间较长,术后头面部需加压包扎,口腔内要颌间结扎,气道内分泌物不容易吸出,因此对围术期的气道管理要求较高,术后一般要保留气管导管1~2 d。

(一)观察要点

1. 呼吸道情况:关注患者颌面部和呼吸道结构改变情况。
2. 实验室检查:血红蛋白、红细胞压积、血小板和出凝血状态。
3. 并发症:气管导管扭曲、移位和脱出,呼吸道梗阻,鼻翼压力性损伤,术后躁动,下牙槽神经感觉障碍,出血等。

(二)护理要点

1. 常规护理

(1)呼吸道护理:严密监测患者呼吸情况,术后需常规保留气管导管1~2 d,及时清理气道内分泌物,确保呼吸道通畅,预防并发症发生。

(2)管道护理:注意观察引流液的量、颜色、性状,如引流管不通畅或引出液持续为鲜血时,立即报告外科医生给予对症处理。

（3）疼痛护理：正颌手术需要进行截骨，截骨部位会留下大面积的创伤，且疼痛等级较高，用疼痛评分工具来判断患者疼痛等级，将评分结果及时汇报麻醉医生，若患者疼痛评分数值较高，可遵医嘱配制镇痛泵或应用止痛药缓解疼痛。

（4）面部护理：手术后用干毛巾包裹生物冰袋敷于患者两颊，每 30 min 进行 1 次，间隔 15 min，避开太阳穴；待患者意识清醒及呼吸功能完全恢复后，抬高床头 30°，促进面部静脉回流以减轻患者术后伤口肿胀程度。

（5）心理护理：长期面部畸形患者自身有强烈自卑感，对手术效果抱有很大的期望。正颌术后 3～5 d 往往肿胀明显，向患者说明这是术后正常反应，随着肿胀消退，患者可以观察到术后效果。术后有效的心理护理有助于减轻患者痛苦，缓解患者的焦虑和恐惧情绪。

2. 并发症护理

（1）气管导管扭曲、移位、脱出：为了不影响手术的进行，正颌手术采用经鼻气管插管，由于手术需要进行截骨、移位和固定，头部移动较大，气管导管容易扭曲、移位甚至脱出，如果发现不及时，会危及患者的生命安全。患者入麻醉恢复室后应立即听诊两肺呼吸音是否对称，观察胸部起伏情况，判断气管导管的位置，如发现异常立即通知麻醉医生。

（2）呼吸道梗阻：呼吸道梗阻是正颌手术后最为严重的并发症之一。正颌手术后，受创部位会出现肿胀和出血，呼吸道狭窄，此外术后需要进行颌间结扎，导致患者不能张口，易引起误吸甚至呼吸道梗阻。主要表现为呼吸困难、心率加快、情绪激动、血氧浓度较低等。术后需保留气管导管 1～2 d，应及时、有效地吸出口腔内及气管导管内分泌物。

（3）鼻翼压力性损伤：正颌手术多采用鼻腔异型管或弹簧管进行经鼻气管内插管，由于鼻翼部皮肤菲薄，皮下组织少，末梢循环血液供应有限，术中为暴露术野可能会牵拉气管插管、小范围搬动头部，这些均可能导致气管导管压迫鼻翼，当压迫时间过长时，则可能发生压力性损伤。患者入麻醉恢复室后应检查鼻翼处有无局部指压不变色的红斑或有水疱、渗出、破溃等情况，用支撑架固定呼吸回路，减少对气管导管的牵拉，在鼻翼处贴保护性敷料。

（4）术后躁动：术后躁动大多出现在苏醒期，由于术中药物的影响、疼痛、气管插管以及导尿管的刺激，术后患者容易发生躁动。表现为兴奋躁动、定向障碍、谵妄等。麻醉恢复室护士应陪伴在患者床旁，减轻患者紧张情绪，强调保留气管导管的重要性，严防患者自行拔管。对于不合作的患者，必要时使用约束带防止坠床，遵医嘱给予相应药物进行处理，用药期间要密切观察患者意识、呼吸，严防并发症的发生。

（5）下牙槽神经感觉障碍：是比较常见的下颌劈开术并发症，表现为下唇麻木感、无意中咬破嘴唇等，应和患者解释原因，观察患者麻木的范围及变化，辅助给予神经营养药物治疗可逐渐好转。

（6）出血：正颌手术中骨切开断面一般不能彻底止血，需靠复位固定后骨断面微小血管断端自行生理性凝结，因此，手术后短期内鼻腔内及切口出现少量渗血现象是正常的。需关注患者的血压、心率及头部加压包扎敷料渗血情况，定时做动脉血气分析，关注各项数值，尤其要注意红细胞压积、血红蛋白的数值变化，观察伤口出血的引流量，发现异常立即通知医生进行处理，必要时进行输血。

三、口腔颌面肿瘤手术

口腔颌面肿瘤是发生于口腔颌面部的恶性肿瘤。到目前为止，外科手术仍然是口腔颌面肿瘤的主要治疗方法。恶性肿瘤按发生部位可分为唇癌、牙龈癌、颊癌、腭癌、口底癌等，涉及颌面和口腔内所有的解剖部位。口腔颌面恶性肿瘤多采用病灶及周边组织的联合根治术及各种瓣转移修复术进行治疗，其手术创伤大而复杂、出血多、手术时间长。由于病灶、放化疗、二次手术产生瘢痕组织，解剖结构明显改变，导致气管插管困难和气道管理困难，加之病变及手术造成气道解剖异常，术后容易引起呼吸道梗阻等并发症，患者术后一般要保留气管导管1～2 d，而对于一些涉及舌根、咽腔和喉等声门上组织的、大面积的口腔内游离组织瓣等手术患者需要在手术前后行预防性气管切开，从而保障患者气道通畅。因此，相较于其他部位的手术，困难气道的管理是口腔颌面肿瘤手术麻醉的一个特点和难点。

（一）观察要点

1. 呼吸道护理：了解手术病灶的大小和位置、口腔内及颌面部解剖结构的改变对气道的影响。

2. 关注皮瓣及供区情况：皮瓣温度、颜色、质地及供区血液循环。

3. 并发症：皮瓣血管危象、伤口出血、低氧血症、低体温、深静脉血栓、术后躁动与认知功能障碍、呼吸道梗阻等。

（二）护理要点

1. 常规护理

（1）呼吸道护理：关注患者的呼吸情况，无论是留置气管导管还是气管切开，均要保持患者呼吸道通畅，及时清理口鼻腔分泌物，严密观察患者的舌体、口底及颈部是否出现肿胀，指导患者有效咳嗽，避免手术并发症。

（2）观察皮瓣：术后取去枕平卧位，头部按医嘱制动，避免大幅度剧烈运动而影响皮瓣存活。术后 6 h 内，每 0.5 h 观察一次，通过观察皮瓣颜色、质地、针刺出血情况、温度等评估皮瓣移植情况。

（3）关注供区情况：取皮处术后有效制动，如四肢取皮则应用专用肢体软垫抬高患肢 15°～20°，利于静脉回流，预防血液循环障碍。

（4）引流管道护理：负压引流管应放置在适当位置，避免管道扭曲、脱落、受压、堵塞等。要严密观察引流物的量和性质并记录。

（5）疼痛处理：术后镇静、镇痛有助于患者耐受留置气管导管或气管切开。用疼痛评分来判断患者疼痛等级，将评分结果及时汇报麻醉医生，若患者疼痛评分数值较高，可遵医嘱配制镇痛泵或应用止痛药缓解疼痛。

（6）心理护理：术后患者无法正常说话、进食，可能会存在恐惧、焦虑等负性情绪，甚至丧失生活信心，护理人员要主动与患者沟通，分享成功病例，帮助患者及其家属树立信心。

2. 并发症护理

（1）皮瓣血管危象：一般血管危象发生在术后 72 h 之内，观察皮瓣供血是术后护理重点。正常皮瓣的颜色应是粉红或淡红色，若发现皮纹消失，质地变硬，颜色苍白或暗沉，局部淤点、淤斑均需及时汇报医生。

（2）伤口出血：术后 24 h 最严重的并发症是出血，通过观察负压引流液的量和性状能及时发现有无切口出血，引流液量过多、呈现鲜红色，应警惕出血的可能，应及时通知医生止血处理。

（3）低氧血症：口腔颌面肿瘤患者多为合并多种合并症的中老年患者，全身情况差，再加上长时间手术麻醉，手术后患者易存在不同程度的低氧血症，常见原因有通气不足、上呼吸道梗阻、支气管痉挛、肺水肿等。为防止低氧血症发生，术前应对患者进行呼吸功能的评估和锻炼，患者入麻醉恢复室后应常规进行脉搏氧饱和度监测并吸氧，发生低氧血症后，根据不同原因进行治疗。对于严重低氧血症患者应进行呼吸支持，使用呼吸机进行通气。

（4）呼吸道梗阻：口腔颌面肿瘤术后容易发生呼吸道梗阻，可能危及患者的生命安全。术后应根据手术情况选择气管拔管、保留气管导管或者气管切开。拔管时要严格掌握拔管指征，清理口腔内的各种异物、唾液、血凝块等，同时在患者的床边备有气管切开器械、加压给氧装置、吸引器等，做好再次气管插管或气管切开的准备；对于保留气管导管和气管切开的患者，要及时地清理导管内的分泌物，避免导管被异物堵住。

（5）深静脉血栓：手术时间长，且患者需要头部制动卧床一周，活动大大减少，血流缓慢，从而使血流淤积，增加了深静脉血栓发生的机会。根据 DVT 风险分级及血栓弹力图指标，采取相应的护理措施。

（6）术后躁动：手术的创伤较大，疼痛、导尿管和引流管的刺激与不适、药物的残留等都是导致术后躁动的重要因素。对轻中度躁动者可采用约束带约束的办法，对严重躁动者可给予适量镇静剂治疗。

（7）颈部乳糜漏：是颈淋巴结清扫术后对患者生命有潜在威胁的并发症之一。表现为术后引流出浑浊或乳状引流液，一旦发现应立即通知医生，确保负压引流有效，局部加压包扎、禁食、严密观察并记录 24 h 出入量，预防水电解质紊乱。

（8）吞咽困难：该类手术病灶范围大，或存在颈部转移病灶粘连，极易损伤手术范围内的有关神经组织，导致患者吞咽困难。特别是舌癌患者，鼻饲管拔除后吞咽困难症状明显。可采用口饲进食，让患者自行掌握进食速度。

（9）苏醒延迟和认知功能障碍：手术时间长，麻醉用药多，容易引起药物积蓄，该类患者大多高龄、嗜烟酒、伴有营养不良等，这些都是导致苏醒延迟和认知功能障碍的原因。对苏醒延迟者，要进行合理用药，对症处理苏醒延迟的原因，必要时给予麻醉药物拮抗剂进行复苏，密切观察患者的生命体征；对认知功能障碍者可给予镇静、催眠处理。

（10）低体温：由于手术时间长、体表暴露面积大、术中出血量大等，术后患者易发生低体温。入室后给患者做好保暖措施，调节室温，加盖棉被，持续监测患者体温，必要时使用加热毯。

第十节　麻醉恢复室儿科手术后护理

由于儿童年龄小、心理发育不健全、氧储备能力差等生理特点，以及存在麻醉术后药物残余作用、手术创伤等因素，其麻醉术后发生并发症的概率较高，且病情变化较快。这就要求麻醉恢复室的工作人员对儿童术后常见并发症有预见性，从而保障患儿的安全。

一、腹腔镜巨结肠手术

先天性巨结肠（希尔施普龙病）又称肠管无神经节细胞症，是由于患儿远端肠管缺乏神经节细胞,病变肠管处于持续痉挛收缩状态,丧失蠕动和排便功能,导致近端结肠蓄便积气,继发扩张、肥厚,逐渐形成巨结肠,是小儿常见的肠道疾病之一。该病症多见于新生儿期,常表现为胎便排出延迟、顽固性便秘、腹胀、呕吐、发育迟缓等症状。此病的主要治疗方法是手术切除病变的直肠和结肠段。

（一）观察要点

1. 气道观察：气管插管的刻度、固定、通畅性。
2. 并发症的观察：喉头痉挛、喉头水肿、水电解质紊乱、疼痛、低体温等。

（二）护理要点

1. 常规护理

（1）气道护理：密切观察气管插管的刻度,保证气管导管在位、通畅。育龄期儿童头大颈短,颈部肌肉发育不完全,尤其是 3 个月以下患儿气管较短,平均长度约 5.7 cm,轻微的体位改变有可能导致脱管或者气管导管过深,因此拔管前要时刻观察 CO_2 波形、气道压有无改变,听诊双肺呼吸音,遵医嘱吸痰,清理呼吸道分泌物。观察结果及时汇报麻醉医师,必要时对症处理。

（2）导管护理：观察引流管的颜色、量,妥善固定防止滑脱,动静脉导管可用弹力绷带二次固定,防止患儿苏醒躁动导致管路滑脱。

（3）体温保护：儿童特别是新生儿体温调节中枢发育不完全、体表面积大以及术中麻醉药物对体温调节中枢的抑制作用,易导致患儿术后体温过低,甚至体温不升。术后低体温可导致麻醉苏醒延迟、呼吸抑制等严重不良反应。术后需严密监测患儿体温,对于低体温的患儿需采用暖风毯持续加温保暖,输液、输血加温等措施,待患儿体温正常后方可转入病房。

（4）皮肤护理：小儿皮肤娇嫩,入麻醉恢复室时需检查全身皮肤状态,管路与皮肤接触部分可用衬垫保护,准备拔管前撕脱气管导管胶布时动作应轻柔,时刻观察脉氧夹、袖带等部位有无皮肤损伤。

（5）出入量管理：在麻醉医生指导下根据体重调整液体滴速,不宜过快,关注尿量。

（6）肛管的护理：适当抬高患儿臀部,保持肛管水平位。妥善固定肛管,必要时保护性约束患儿,防止肛管滑脱。

（7）保护性约束：针对因恐惧、疼痛等不适感而发生苏醒期躁动的患儿可实施保护性约束,防止坠床、非计划性拔管的发生。约束过程中密切观察患儿局部皮肤颜色,定时松解,避免发生皮肤损伤。

（8）心理护理：手术患儿入麻醉恢复室后，常因术后疼痛、分离性焦虑、环境陌生等出现紧张、恐惧和哭闹。因此必要的言语安慰、轻柔护理操作对舒缓患儿焦虑的情绪很有必要。

2. 并发症的护理

（1）喉头痉挛、喉头水肿：是儿童术后最常见的并发症之一，也是最危险的并发症。儿童在气管导管拔除后喉痉挛、支气管痉挛及其他气道异常的发生率要远高于成人，因此麻醉恢复室护士应密切关注患儿的呼吸情况，注意有无明显的呼吸窘迫、打鼾、三四征等通气不足的情况发生。轻微症状可采取给予高流量氧气吸入、放置口咽通气道、更改卧位（如抬高床头）等措施缓解症状，汇报医生，遵医嘱用药，必要时给予镇静、插管等。

（2）反流、误吸：儿童在腹腔镜手术后容易发生恶心呕吐，巨结肠患儿本身的症状会加剧术后恶心呕吐。在气管拔管前应通过胃肠减压管充分抽吸胃内容物后再常规吸痰拔管，减少术后发生反流、误吸的可能。另外需要保持胃肠减压管通畅，包括定期观察、必要时抽吸胃肠减压管，气管导管拔除后观察患儿口腔内是否有盘曲的胃肠减压管，以免患儿呕吐、气道阻塞发生。

（3）水电解质紊乱：重症巨结肠合并肠炎的患儿易发生水电解质紊乱。苏醒期间要注意区分是水电解质紊乱导致的患儿高钾、低钾，还是肌松药物残余引起的患儿呼吸功能不全，必要时查血气，及时对症处理。

（4）疼痛护理：观察患儿的反应与主诉，可采用面部表情评分法对患儿进行疼痛评分，遵医嘱用药。

二、尿道下裂患儿手术

尿道下裂是男性下尿路及外生殖器常见的先天性畸形，由于胚胎期前尿道发育不完全从而尿道开口达不到正常位置，表现为尿道外口异位、阴茎下曲、包皮异常分布。该疾病是小儿泌尿生殖系统常见的畸形之一，手术是唯一的治疗方式。

（一）观察要点

1. 气道观察：气管插管的刻度、固定、通畅性。
2. 并发症的观察：疼痛、躁动，以及骶管麻醉相关并发症。

（二）护理要点

1. 常规护理

（1）体温保护、心理护理、保护性约束：同本节"腹腔镜巨结肠手术"护理要点。

（2）导尿管护理：妥善固定尿管，保持导尿管通畅，密切观察尿液的性质。儿童尿道较细，术后容易被血凝块堵塞，如有血尿或无尿液排出，及时通知手术医生。

（3）手术切口护理：术后阴茎体全包裹式包扎，不利于观察切口。麻醉恢复室护士要警惕术后切口出血的发生。密切观察龟头的颜色，防止包扎过紧引起阴茎缺血。由于阴茎体上翘固定，苏醒期间应尽量裸露手术部位，切勿以被服覆盖或触碰按压切口等，以免加剧患儿疼痛。

2. 并发症护理

（1）喉头痉挛、喉头水肿：同本节"腹腔镜巨结肠手术"护理要点。

（2）疼痛护理：由于此类手术部位皮肤较敏感且手术创伤较大，术后切口包扎产生的机械性摩擦以及导尿管的放置等原因导致尿道下裂患儿术后疼痛较剧烈。相应处理包括对学龄前患儿提前给予保护性约束，对年长患儿解释疼痛的原因以及进行言语上的安慰；对疼痛剧烈且未配置 PCA 的患儿应及时汇报麻醉医生，可根据患儿苏醒情况静脉给予适量的镇痛药，给药后要注意观察患儿呼吸情况。

（3）骶管麻醉穿刺部位护理：骶管麻醉是患儿尿道下裂手术常用的复合麻醉方式。经骶裂孔穿刺注射局麻药物，达到镇痛效果。由于骶管周围有丰富的静脉丛，容易造成穿刺部位迟发性皮下血肿，且患儿术中取仰卧位，不易观察穿刺点。应做好术后交接，并在患儿苏醒期间定期观察患儿穿刺部位，防止血肿发生。

（4）密切观察生命体征：个别患儿在实施骶管麻醉后由于盆腔神经不能完全阻滞，且患儿禁食时间过长、手术时间过短，术中无法充分补液而出现低血压现象，因此苏醒期间要密切观察患儿生命体征，及时汇报麻醉医生，对症处理。

第十一节　麻醉恢复室特殊患者手术后护理

随着生活水平的发展、医疗条件的改善、人均寿命的延长，人口老龄化问题日益突出；同时随着经济的发展、人们生活水平的改善，肥胖患者增多，少数患者可呈病态肥胖。老年患者、超高龄患者和肥胖患者以及减重手术患者为麻醉带来了新的挑战，其麻醉后的复苏工作亦至关重要。

一、老年患者手术

据统计我国 65 岁及以上人口占总人口的 12.6%，预计到 2040 年该比例将超过 20%。由于人口老龄化日趋严重，需要进行手术治疗的老年患者比例不断上升。由于老年患者各器官功能进行性衰退,合并急慢性疾病而使得器官功能受损或存在相关并发症,因此有创操作术后发生并发症的风险增加。

（一）观察要点

1. 常规观察:生命体征、皮肤、体温、疼痛、循环变化、呼吸状态。
2. 衰弱的评估与识别。
3. 并发症:肺部并发症、躁动和谵妄。

（二）护理要点

1. 常规护理

（1）生命体征的观察:观察患者血氧饱和度、血压和心律,监测氧分压和二氧化碳分压,如有异常及时汇报;对于拔管后患者密切关注其神志,如出现嗜睡、打鼾,脉氧下降等情况,及时呼唤患者,嘱患者保持清醒状态。

（2）皮肤护理:各种神经肌肉阻断剂(NMBA)对老年患者都有可能起效更慢但作用时间延长,因此术后复苏时间更长,加上老年患者皮肤干燥、弹性差、敏感性高,更容易发生压疮,因此复苏期间应关注老年患者骨隆突处皮肤变化,及时给予适当的保护措施。

（3）避免低体温:老年患者无法快速恢复体温调控,因此围术期低体温更常见、更明显且更持久。护理人员应更注重老年患者的体温保护,尽量预防低体温的发生。

（4）循环系统:老年人的心血管功能除受衰老进程的影响外,还常受到各种疾病的损害,如高血压、冠心病和脑血管硬化等,可能会导致血流动力学不稳定;低血压有可能导致老年患者出现不良心脏事件;部分患者的平均动脉压要求高于 65 mmHg,尤其是慢性高血压患者。因此应做好交接班,严密观察生命体征变化,保持患者血压平稳,尤其注意避免血压过低,同时特别注意对心脏功能的支持、维护,发现异常及时处理。

（5）疼痛管理:虽然存在年龄相关的疼痛感知减弱,但是老年患者的术后镇痛是围术期麻醉管理的重要方面。阿片类药物可能会诱发或加重谵妄,但疼痛缓解不充分也有可能使谵妄和后续并发症风险增加。为降低谵妄和其他阿片类药物相关副作用风险,建议采用多模式联合方法进行疼痛管理。

（6）呼吸系统:①老年患者手术后通气功能改变主要发生于手术后早期,随着手术后时间的延长,通气功能逐渐恢复,故老年患者复苏时间应适当延长。②拔管前充分吸痰或鼓肺。老年患者术后往往肺顺应性下降、肺通气不足、手术麻醉或插管因素所致呼吸道分泌物增多,所以苏醒期至拔管前要及时、彻底地吸尽痰液,保持呼吸道通畅。③防止拔管后舌后坠及胃内容物反流。拔管后将患者头部偏向一侧,防止呕吐、误吸;对于清醒患者,拔管后鼓励其有效咳嗽并予面罩吸氧。④积极预防肺水肿。老年患者心肺储备功能低下,术中、术后输液不当或误吸、感染、手术创伤等均可引发肺水肿。听诊发现湿啰音或湿啰音增多,应及时给予强心、利尿、扩血管处理,同时控制输血、输液量,以防肺水肿。

2. 评估衰弱

衰弱是一种易受伤害的临床状态,患者的功能衰退和死亡等不良健康结局风险升高,包括生理机能下降,以及对内科和外科治疗的耐受性下降。年龄较大和衰弱是术后不良结局的危险因素。需要时可用 FRAIL 量表快速筛查衰弱的患者,得分较高的患者尤其需要细致的照护。

3. 并发症护理

(1) 肺部并发症:体健老年患者在术后发生肺部并发症的风险也较高。最重要的并发症为肺不张、肺炎、呼吸衰竭,以及基础慢性肺疾病加重。因此,麻醉恢复期应注意老年患者呼吸功能的恢复,关注血氧饱和度、血氧分压、血二氧化碳分压等数值,如有异常及时对症治疗,避免发生低氧血症。

(2) 躁动和谵妄:苏醒期躁动和谵妄可能表现为术后全身麻醉初步苏醒后的躁动(高活动型)或嗜睡伴神志改变(低活动型),表现为抑制或过度兴奋、哭泣、躁动和精神错乱。接受大型手术的老年患者尤其容易出现术后谵妄,发生率为4%～55%,急诊手术、心脏手术或大型骨科手术后谵妄的发生率最高,另外多达 40% 的术后谵妄老年患者不能恢复术前基线认知水平。交接班时应关注老年患者的基线认知水平,便于苏醒早期观察是否发生谵妄。

(三) 知识拓展

衰弱的标准于 2013 年由美国及欧洲老年医学专家达成共识,衰弱的主要特征是机体力量及耐力降低、生理储备减少、需要照护和(或)死亡的概率增加。衰弱综合征是老年综合征的核心,早期筛查衰弱有利于更好地预防和管理衰弱,从而实现逆转衰弱。结合老年人的疾病状态,选择可信度高、可行性高的评估工具,并采取有效的干预已成为当前老年医学研究的热点。本部分主要介绍衰弱表型评估。

Fried 等提出的衰弱表型评估(表 2-1)是目前应用最广泛的评估方法。其中步速慢是反映预后不良的最佳预测指标。但该评估工具的缺点是不适用于认知功能障碍及患有精神心理疾病的老人。衰弱表型评估耗时耗力，而衰弱筛查(FRAIL)量表(表 2-2)则完全基于患者的自我陈述，不需任何测量工具，简单方便易行，可用于初筛衰弱。

表 2-1　Fried 衰弱评估方法

序号	检测项目	男性	女性
1	体重下降	过去 1 年中，意外出现体重下降≥4.5 kg 或>5％体重	
2	行走时间 (4.57 m)	身高≤173 cm：≥7 s 身高≤173 cm：≥6 s	身高≤159 cm：≥7 s 身高≤159 cm：≥6 s
3	握力 /kg	BMI<24.0：≤29 BMI=24.1～26.0：≤30 BMI=26.1～28.0：≤30 BMI>28.0：≤32	BMI≤23.0：≤17 BMI=23.1～26.0：≤17.3 BMI=26.1～29.0：≤18 BMI>29.0：≤21
4	体力活动 (MLTA)	<383 kcal/周 (约散步 2.5 h)	<270 kcal/周 (约散步 2 h)
5	疲乏	CES D 的任一问题得分 2～3 分。 过去 1 周内以下现象发生了几天？ (1) 我感觉做每一件事都需要经过努力； (2) 我不能向前行走。 0 分：<1 d。1 分：1～2 d。2 分：3～4 d。3 分：>4 d	

注释：MLTA，明达休闲时间活动问卷；CES D，流行病学调查用抑郁自评量表。

标准：符合≥3 条可诊断为衰弱综合征，<3 条为衰弱前期(Pre-Frail)，0 条为无衰弱健康老人(Robust).

表 2-2　FRAIL 量表

序号	条目	描述
1	疲乏	过去 4 周内大部分时间或所有时间感到疲乏
2	阻力增加/ 耐力减退	在不用任何辅助工具及不用他人帮助的情况下，中途不休息爬 1 层楼梯有困难
3	自由活动下降	在不用任何辅助工具及不用他人帮动的情况下，走完 1 个街区(100 m)较困难
4	疾病情况	医生曾告诉你存在 5 种以上如下疾病：高血压、糖尿病、急性心脏疾病发作、卒中、恶性肿瘤(微小皮肤癌除外)、充血性心力衰竭、哮喘、关节炎、慢性肺病、肾脏疾病、心绞痛等
5	体重下降	1 年或更短时间内出现体重下降≥5％

标准：符合≥3 条可诊断为衰弱综合征，<3 条为衰弱前期，0 条为无衰弱健康老人

二、减重手术

随着社会经济的发展及人们生活水平的全面提升,单纯肥胖症患者比例逐年增加并且呈现明显的年轻化趋势,肥胖症不仅影响形体外观美感,更是诱发糖尿病、脑血管疾病及睡眠呼吸暂停综合征等疾病的重要危险因素,潜在危险性较高,已逐渐严重危及人类的健康和生命。减重手术是重度肥胖且合并肥胖相关疾病者最有效且持久的减重治疗方法,又名减肥手术。

(一)观察要点

1. 生命体征。
2. 患者术后气道。
3. 并发症:高碳酸血症和低氧血症、肺不张、气道梗阻。
4. 各类管道护理和观察。

(二)护理要点

1. 常规护理

(1)拔管护理:拔管时严格遵循拔管指征,确认患者处于完全清醒状态并排除肌松残余的可能。采用斜坡卧位或半卧位拔管,可减轻腹腔内容物对膈肌的压迫。拔管时常规做好放置口咽或鼻咽通气道的准备,如不能确定患者在拔管后是否能良好通气,应通过气道交换导管或纤维支气管镜拔除气管导管,并做好紧急气道处理的准备。

(2)生命体征的观察:观察患者血氧饱和度、血压和心律,监测氧分压和二氧化碳分压,如有异常及时汇报。对于拔管后患者,密切关注其神志,如出现嗜睡打鼾、脉氧下降等情况,及时呼唤患者,嘱患者保持清醒状态,避免二氧化碳的蓄积。

(3)体位护理:病态肥胖患者取平卧位时耐受力极差,从患者入室直到术后气道拔管后,应尽量避免将患者置于完全平卧位,应取适当的头高斜坡位,必要时斜坡位仰角可达 $30°\sim45°$。

(4)管道护理:肥胖患者的留置针置入难度较大,入室后应做好留置针和引流管的固定和维护,对清醒患者做好健康宣教,强调管道的重要性,防止意外脱管。保持引流通畅,严密观察腹腔引流液的颜色、量、性质。

2. 并发症护理

(1)高碳酸血症和低氧血症:由于术中腹腔镜手术建立人工气腹,CO_2 透过腹膜吸收入血,肥胖患者由于其生理病理改变,术后易并发高碳酸血症和低氧血症,患者清醒后应坚持氧疗,护理人员应嘱患者深呼吸及有效排痰,监测血气分析,如有异常及时汇报,积极处理。

(2)肺不张:病态肥胖患者术后发生肺不张的可能性更大,持续时间更长。术后入室,应听诊双肺呼吸音,尽量避免高浓度氧通气,间断采用肺膨胀加 PEEP 可减少肺不张的面积和肺内分流量。

(3)气道梗阻:具有中枢性抑制作用的药物均可抑制咽部扩张肌群的运动,使咽部肥胖患者发生咽壁塌陷的可能性增加。肥胖患者拔管后发生气道阻塞的危险性显著增高。气道阻塞除了可致患者死亡外,由于气道梗阻使患者在自主呼吸时产生明显的气道负压,负压性肺水肿的发生率也显著增加。这种负压性肺水肿患者通常需要重新插管,复苏室护士需做好密切观察、及时汇报和用物准备的工作。

(三)知识拓展

睡眠呼吸暂停综合征(SAS)是指 7 h/晚的睡眠中,呼吸暂停每次发作>10 s,呼吸暂停反复发作>30 次,或睡眠呼吸暂停通气指数(AHI)>5。一般分为 3 型:阻塞性睡眠呼吸暂停综合征(OSAS)、中枢性 SAS 和混合型 SAS。以 OSAS 最常见。

OSAS 定义为在呼吸肌神经肌肉功能正常的情况下,自然睡眠中口鼻气流消失≥10 s,每小时睡眠时间内发生 5 次或以上,伴有 SpO_2 下降至少 4%。OSAS 一般伴有明显的胸腹呼吸运动或食管内压波动,其特征是咽部气道完全塌陷、气流消失,但胸部呼吸运动仍存在。OSAS 对机体造成损害的最重要病理生理基础是呼吸暂停所引起的低氧血症和高碳酸血症。

患者窒息时间超过 10 s,将会引起低氧血症、高碳酸血症。低氧血症和高碳酸血症会触发用力通气和气道负压进一步增加,并导致患者睡眠变浅,脑电呈现爆发性抑制,出现肢体活动、翻身、憋醒,咽部肌肉张力增加,咽腔部分开放、伴有鼾声。患者气道开放后缓解了低氧血症和高碳酸血症,复又进入深睡眠状态。

三、沟通障碍患者手术

沟通障碍患者包括聋哑患者,精神疾病患者,气管切开患者,幼儿,少数民族、外籍等原因造成的语言差异患者,认知障碍患者等。此类患者存在各种原因导致的无法直接用语言沟通或是无法配合的情况。

（一）原因分析

1. 语言沟通障碍

（1）语言差异：因为患者语言不是规范的普通话，从而导致医患沟通中的信息传递错误或缺失，影响双方的相互理解。例如患者表述的是难以理解的方言或其他国家语言。

（2）文化水平差异：特定职业的成员之间依赖专业术语表达独特的含义，对于非专业人士来说则很难理解。例如，一些文化水平较低或非医学专业的患者不熟悉医学专业术语，当医疗人员用专业术语与患者沟通交流时容易造成理解上的障碍，很难实现顺畅沟通。

2. 非语言沟通障碍

（1）非语言沟通差异：当患者无法进行语言沟通时，需要借助大量的非语言沟通来完成医患配合，医护人员与患者在手势、眼神、触摸、面部表情等非语言沟通方式的使用和理解上可能存在差异，因为不同国家、不同地区的手势等表达的意义不完全相同，这对于没有经过系统手语培训的医患来说都很困难。

（2）副语言差异：副语言是指发声行为的各个要素，表明说话的内容，包括说话的速度、音量、音调等。副语言服务于各种交流功能，能揭示情绪，强调特定内容，规范和调节会话。例如，南京话语速较快，听起来给人吵架的感觉，不熟悉南京腔调的患者常感到不受尊重。

3. 文化观念障碍

（1）文化观念差异：许多文化对女性的角色要求使得具有这些文化背景的女性可能会对男性医护人员的检查、治疗和护理感到不舒服。

（2）期待差异：患者对于医疗人员的角色和职责范围有着不同的文化理解和期望。尤其是当跨文化医患沟通发生时，医疗人员和患者的期望之间的潜在差异可能会加剧。例如，一些患者会认为安装了镇痛泵就完全不会感觉到疼痛了。这样的认知往往会导致在期望没有完全达到时发生误解和信任的崩溃。

（二）护理要点

1. 语言沟通

护士应学会倾听、换位思考，采用通俗易懂且有针对性的方式，避免使用难以理解的专业术语，同时应尽量使用普通话与患者沟通，方便患者理解。患者有疑问时应反复多次耐心解释，不能谈论、嘲笑患者的方言或表达方式，伤害患者的自尊，交流中使用的语言要有亲切感。

2. 非语言沟通

护士在沟通中注意面带微笑,适当学习工作中常用的一些手语表达,无法进行语言交流时可以借助肢体语言、图片等手段进行沟通,方便患者理解。对于能够进行文字交流的患者,可以为其准备纸笔。

3. 加强人文关怀

护士与患者接触最多,工作中应及时发现患者的心理变化,实施个体化沟通,理解患者的差异性,尊重患者的个人需求。

4. 加强主动积极性

摒弃单纯以工作为中心的护患关系,建立护患双方的互信、尊重、支持、理解与依赖,共同战胜疾病。加强护理团队建设,提高护士的知识水平和个人修养,缩小文化差距,培养护患共同语言与关注点,以弥合沟通障碍。

第三章
麻醉恢复室常见并发症及护理

全身麻醉手术结束后，麻醉药物被代谢或从体内排出，患者神志及各种反射逐渐恢复，但同时手术创伤、麻醉药物、患者本身病情等因素的影响易导致并发症发生，及时发现并处理这些并发症是确保患者安全的重要保障，故患者麻醉复苏的生命体征趋于平稳之前，应进行严密的监测及积极有效的护理。一般来说，麻醉恢复室常见的并发症除了与疾病本身相关外，也与麻醉方式有关，采用不同的麻醉方式，并发症也不尽相同。本章概述了麻醉恢复室中全身麻醉、神经阻滞麻醉和椎管内麻醉后常见并发症的观察要点、原因分析及其护理要点。

第一节 全身麻醉常见并发症及护理

一、上呼吸道梗阻

上呼吸道梗阻（upper airway obstruction）可发生于咽部、喉部或大气道。当麻醉苏醒期患者有上气道梗阻体征时，可能的原因包括：舌后坠、喉痉挛、气道水肿、误吸、声带麻痹、颈部手术切口血肿。

（一）常见原因

1. 舌后坠：全麻后肌松剂残余作用，术前合并鼾症、睡眠呼吸暂停综合征，过度肥胖、舌大、颈短。

2. 喉痉挛：气道内操作（浅麻醉下吸痰、放置口/鼻咽通气道、插入/拔除喉罩或气管导管等）、气道内异物（分泌物、渗出液、呕吐物、反流的胃内容物等）刺激。

3. 气道水肿：多次尝试插管或有插管创伤易导致组织水肿；气道手术或颈部

大手术、长时间头低位或俯卧位引起的静脉回流减少,以及大容量的液体复苏;血管性水肿或全身性过敏反应。

4. 误吸:可能有保留的外科填塞物或装置、脱落的牙齿或假牙等;呕吐或反流的胃内容物直接填塞口咽部,或酸性物质刺激咽喉部引起喉痉挛,导致上呼吸道阻塞。

5. 声带麻痹:一般耳鼻喉科手术、甲状腺切除术、甲状旁腺切除术或硬式支气管镜检查等手术刺激致单侧或双侧神经损伤,导致声带麻痹。

6. 颈部手术切口血肿:在颈动脉内膜切除术、甲状腺切除术、甲状旁腺切除术或其他颈部手术后,前路颈椎手术后,均可能会发生咽后血肿等。

（二）观察要点

1. 严密监测患者血氧饱和度、呼吸、血压、体温、脉搏及意识情况等。

2. 症状与体征

（1）肋间隙和胸骨上窝凹陷,以及吸气时腹壁运动和胸壁运动不协调。

（2）完全性上气道梗阻的患者可能不会发出声音;当部分性上气道梗阻发生于喉部之上时,会伴有鼾音,若梗阻在喉周时则会伴有吸气期喘鸣音;喘鸣音在颈部听诊比在胸部更明显,而且吸气期比呼气期听得更为清楚。

（3）喉痉挛表现:轻度喉痉挛仅吸气时出现喉鸣,中度喉痉挛在呼气和吸气时都出现喉鸣,重度喉痉挛出现呼吸困难及三凹征(胸骨上凹、锁骨上凹及肋间隙凹陷)。

（4）常伴有不同程度的 SpO_2 下降。

（5）气管插管患者表现为气道阻力升高、潮气量减少;完全气道阻塞者,呼吸机呼吸囊不动或手控呼吸阻力大;开胸患者可见手术野一叶、一侧甚至两侧肺塌陷。

3. 观察 $PetCO_2$ 值或波形

部分气道阻塞时,$PetCO_2$ 值突然变小或 $PetCO_2$ 波形压低,形状也发生改变,上升支和下降支坡度变缓,平台期缩短;完全气道阻塞时,$PetCO_2$ 值变为 0,波形呈 0 位直线,双肺听不到呼吸音。

4. 观察呼吸机参数

气道梗阻时气道压升高,潮气量减少。

（三）护理要点

1. 一般护理

（1）拔管前进行气道风险评估：与麻醉医师详细交接班，了解患者有无困难气道、有无术前合并症、麻醉药停止时间、气道内操作时患者有无高敏反应。特殊气道情况需做好警示信息记录。

（2）排除其他因素：如气管导管扭转、过深等，存在对气道的强烈刺激，应当做到规范吸痰、按需吸痰、镇静下吸痰等。

（3）拔管时护理：根据患者上呼吸道梗阻发生的并发症制定个性化拔管计划，即充分的用物准备；拔管时体位为头抬高后仰位联合拔管角度60°（患者取平卧位，拔管方向与地面夹角为60°）；气管导管拔管时抽尽气囊气体，轻柔拔除；做好拔管风险的应急预案。

（4）拔管后护理：如发生呕吐，采取头低位偏向一侧，以利于分泌物或胃内容物排出；将口腔或咽部残余物质抽吸干净。

（5）其他：循环支持，纠正酸碱失衡。

（6）安抚病人，消除紧张情绪。

2. 协助医生对症处理

（1）舌后坠：头尽量后仰，举颏或推颌法将双侧的下颌骨向前托起，从而打开后口咽部通道进行辅助通气，如不缓解需经鼻或口腔放置通气道；严重者可采用简易呼吸器进行通气，或建立人工气道并连接呼吸机进行机械通气。

（2）喉痉挛：及时清除口咽部、气管内异物、分泌物等，如气管导管被黏稠分泌物或本身套囊堵塞而不能迅速恢复通气，应果断更换气管导管。轻度喉痉挛在去除局部刺激后会自行缓解，中度喉痉挛需立即头后仰，托起下颌，吸氧。

若这些措施未能成功，可协助麻醉医师通过加深麻醉（如加大吸入麻醉药浓度，静注麻醉药如丙泊酚、氯胺酮等）解除气道痉挛，也可采用解痉药如氨茶碱、沙丁胺醇，糖皮质激素如氢化可的松、地塞米松等以帮助。严重者还可用肌松药行紧急气管插管控制呼吸，紧急情况下可采用16号以上粗针行环甲膜穿刺给氧。

（3）气道水肿：对于尚未拔管的患者，若怀疑气道水肿，可机械通气状态下进行气管内导管套囊漏气试验，同时进行视频辅助纤维喉镜检查可有助于发现喉部水肿；如果气囊无漏气或喉镜检查发现气道水肿，则应将气管内导管留置于原位，抬高头部以促进静脉回流，加深镇静，减少呛咳，遵医嘱行糖皮质激素治疗，延迟拔管，等待水肿消退；当气管内导管周围的漏气明显时，说明气道水肿有消退，气道阻塞情况缓解,可重新考虑拔管。对于有轻度至中度气道水肿症状的已拔管患者,遵医嘱药物治疗可能会避免再次插管。如果有症状的喉部水肿持续存在,有必要协助医生再次插管。

（4）误吸:异物可在口咽喉镜下检查,常能识别并取出,或进一步选择使用硬式支气管镜或纤维光学支气管镜。若发生完全性气道梗阻,则可能需要行紧急环甲膜切开术或气管切开术。取出异物后,应观察有无气道水肿或呼吸功能损害的征象。如造成梗阻的为血液或胃内容物,则需尽可能吸引干净。

（5）声带麻痹:严密评估监测,有病情变化及时汇报,必要时协助麻醉医师紧急气管插管或行气管切开术,并做好气道护理。

（6）手术切口血肿:在尝试重新插管前可行颈部切口探查并清除可能存在的皮下血凝块。若患者并非危急状态,联系手术医生并准备好手术室,在无菌条件下拆除缝线或缝合钉,并清除伤口的血肿。对于病情迅速恶化的患者,必要时进行床旁凝血块清除和紧急再插管。完全性气道梗阻患者偶尔需要接受紧急环甲膜切开术或气管切开术。

二、支气管痉挛

支气管痉挛(bronchospasm)是因为支气管平滑肌痉挛性收缩,气道变窄,气道阻力骤然增加,呼气性呼吸困难,引起严重缺氧和 CO_2 蓄积。若不及时予以解除,患者不能进行有效通气,可发生血流动力学的变化,甚至发生心律失常和心搏骤停。

（一）常见原因

1. 相关病史:哮喘病史、慢性呼吸道炎症或近期有上呼吸道炎症,长期大量吸烟。

2. 麻醉操作刺激:气管插管和拔管等局部刺激是气道痉挛的常见原因,尤其是气管插管过深直接刺激隆突或浅麻醉下行气管插管、吸痰。

3. 麻醉药物的影响:具有兴奋迷走神经、增加气道分泌物的作用,或使用促进组胺释放的麻醉药物、肌松药或其他药物。

4. 呼吸道分泌物增多。

（二）观察要点

1. 严密监测血氧饱和度、呼吸、血压、体温、脉搏及意识情况等。

2. 症状或体征：咳嗽、喘息，呼气期延长、呼气费力，呼气性呼吸困难；气管插管患者表现为气道阻力升高、潮气量减少；使用肌松剂后，气道阻力无法解除；发绀、缺氧、CO_2 蓄积；开胸患者加压呼吸后肺部不扩张。伴有血流动力学改变：早期心率加快，血压升高，可出现心律失常；后期心率减慢，血压下降，甚至心搏骤停。

（三）护理要点

1. 一般护理

（1）拔管前进行气道风险评估：与麻醉医师详细交接班，了解患者术前合并症、气道内操作时患者有无高敏反应。特殊气道情况需做好警示信息记录。

（2）制定拔管计划：做好充分的用物准备，备好急救药品（如解痉药、肌松药、镇静药）。拔管时体位为头抬高后仰位联合拔管角度 60°（患者平卧位，拔管方向与地面成 60°夹角）。

2. 急救护理

（1）停止一切气道内麻醉或手术操作刺激。

（2）明确诱因，消除刺激因素。

（3）通畅气道，清除呼吸道分泌物，吸氧，辅助/控制呼吸。

（4）适当加深麻醉，给予肌松剂。

（5）解除气道痉挛：通过加深麻醉（如加大吸入麻醉药浓度，静注麻醉药如丙泊酚、氯胺酮等）可有效解除喉、气管、支气管痉挛；也可采用解痉药如氨茶碱、沙丁胺醇，糖皮质激素如氢化可的松、地塞米松等；严重者还可用肌松药行气管插管，控制呼吸。

（6）加强生命体征监测，防止出现缺氧及 CO_2 蓄积。

（7）维持水、电解质与酸碱平衡。

（8）检查呼吸回路，根据血气分析结果调整麻醉机参数设置。

（9）积极配合抢救，如伴有其他症状，遵医嘱对症处理，观察用药后反应。

三、肺不张

肺不张（ateletasis）通常是指患者的肺段、肺叶或小叶出现萎陷而造成的肺容积减少。肺不张是最常见的术后肺部并发症之一，特别是在腹部和胸部腹手术后。

（一）常见原因

1. 上气道梗阻：由咽部分泌物聚集、舌后坠，或者由手术操作或过敏反应所致的喉头水肿等导致。

2. 吸入氧浓度：吸入氧浓度（FiO_2）是围手术期发生肺不张最明确的相关因素。FiO_2越高，肺不张的发生越快，面积也越大。纯氧通气时，肺不张在数十秒及数分钟内即可发生；而采用40％ FiO_2通气时，肺不张的出现可延迟至40 min后出现。但尚无所谓的"理想的"FiO_2，80％的FiO_2可能是较均衡的选择。

3. 肥胖患者：与正常体型的患者相比，肥胖者尤其是病态肥胖患者的功能残气量更低、肺总顺应性下降、肺泡-动脉氧分压差增加，因而肺不张的出现更早、持续时间更长、不张面积也可能更大。

4. 慢性阻塞性肺疾病（chronic obstructive pulmonary disease，COPD）：可能与COPD患者在肺泡萎陷前已出现气道关闭，胸壁与肺组织的平衡机制发生改变以及残余功能的肺组织过度通气而较不易出现萎陷等多种因素有关。

5. 麻醉药物的选择：有研究显示静脉麻醉下肺不张的严重程度可能轻于吸入麻醉。

6. 手术部位：胸腔和上腹部手术患者较易发生，而其中又以体外循环下手术患者的发生率最高，也最严重。

7. 手术切口疼痛：镇痛不足会影响患者的有效呼吸，使自主深呼吸减少或消失。

8. 呼吸道感染可能会增加气道梗阻的风险，使肺内分流量增加。

9. 过量使用镇痛药物等。

（二）观察要点

1. 严密监测血氧饱和度、呼吸、血压、体温、脉搏及意识情况等。

2. 术后肺不张可能没有症状，或可能表现为低氧血症。低氧血症一般以术后苏醒期"难以解释"的低氧血症最常见，另外发生低氧血症时还应该考虑肺不张之外的其他术后并发症，如残留麻醉效应所致通气不足以及气道组织水肿所致上气道梗阻。

（三）护理要点

1. 对有大量分泌物患者

大量分泌物定义为频繁咳痰、咳出大量痰液或听诊闻及明显的干啰音，应及时吸痰并进行胸部物理治疗(即体位引流和拍背)。对于能够咳出分泌物的患者,口腔吸痰较为合适,但很多患者无法咳出分泌物,需要经鼻气管内吸痰。

2. 对少量呼吸道分泌物的患者

持续气道正压(continuous positive airway pressure, CPAP)帮助肺扩张和肺泡复张,可使用肺复张手法或呼吸机加用呼气终末正压(PEEP)。肺复张手法是指40 cmH$_2$O、持续7～8 s的肺膨胀,可使不张的肺组织完全复张;目前通行的方法是在肺复张手法后立刻加用一定水平的PEEP,可能完全避免肺不张或使肺完全复张。

四、肺水肿

急性肺水肿(acute pulmonary edema,APE)是指由各种病因导致超量的液体积蓄于肺间质和/或肺泡内,形成间质性和/或肺泡性肺水肿的综合征。其临床特征为严重的换气功能障碍和/或粉红色泡沫样痰,病情凶险,如不及时处理,常危及生命。

(一)观察要点

1. 严密监测血氧饱和度、呼吸、血压、体温、脉搏及意识情况等。

2. 患者出现发绀、心动过速、支气管痉挛和呼吸困难,呼吸道可涌出特征性的粉红色泡沫样痰。

突发急性呼吸困难、咳嗽、咳白色或粉红色泡沫样痰、烦躁不安、面色灰白、口周及四肢末端明显发绀。严重者大汗淋漓,听诊心动过速,双肺呼吸音降低,可闻及干湿性啰音、经气管导管喷出大量粉红色泡沫痰。典型体征是肺底部听到伴有呼气鼾音的水泡音,随着病情发展可布满双肺部。血氧饱和度下降,吸氧后不能缓解。X线检查:主要是肺泡状增密阴影,相互融合呈不规则片状模糊影,弥漫分布或局限于一侧或一叶,或见于肺门两侧,由内向外逐渐变淡,形成所谓"蝴蝶状"。

3. 血气分析:PaCO$_2$偏低,pH上升、呈呼吸性碱中毒。严重者PaCO$_2$偏高和/或PaO$_2$下降,pH偏低,表现为低氧血症和呼吸性酸中毒。

(二)常见原因

1. 原发疾病因素

(1)二尖瓣狭窄:一旦出血出现回心血量增加,而左心排血又受阻,左心房压和肺动脉压进一步上升,诱发肺水肿。

（2）嗜铬细胞瘤患者：当术中出现大量儿茶酚胺释放时，外周血管强烈收缩，大量血管进入肺血管床造成肺动脉高压，诱发肺水肿。

（3）颅脑损伤、脑血管意外患者，容易发生神经源性肺水肿。

（4）心、肝、肾功能不全，静脉压增高或淋巴循环障碍。

（5）脓毒血症可引起通透性肺水肿。

2. 手术因素

（1）体外循环转流时间过长可改变肺毛细血管通透性，降低胶体渗透压，可能诱发肺水肿。

（2）全肺切除术使患者对输液量很敏感，极易在术中或术后发生肺水肿。

（3）食管手术中广泛清扫淋巴结后会妨碍淋巴回流，对输液也较敏感，易诱发肺水肿。

（4）前列腺电切、宫腔镜手术等时间长，进入患者体内液体过多，极易发生肺水肿。

（5）围术期输血、补液过快或过量，导致液体负荷过重，诱发肺水肿。

3. 麻醉相关因素

常因患者有潜在的肺水肿因素，再加上麻醉因素而发生：

（1）麻醉药用量。

（2）氧中毒性肺水肿：长时间吸入高浓度氧（>60%）引起肺组织损害所致。

（3）呼吸道梗阻：急性上呼吸道梗阻时，用力吸气造成胸膜腔负压增加，几乎全部传导至血管周围间隙，促进血管内液进入肺组织间隙。

（4）误吸：呕吐或胃内容物反流，可引起吸入性肺炎和支气管痉挛，肺表面活性物质灭活和肺毛细血管内皮细胞受损，从而使液体渗出至肺组织间隙内，发生肺水肿。

（5）肺过度膨胀：一侧肺不张式单肺通气，全部潮气量进入一侧肺内，导致肺过度膨胀，随之出现肺水肿，其机制可能与肺容量增加有关。

（6）术后肺水肿因素：术后肺水肿多发生在停止麻醉后 30 min，可能与如下 6个因素有关：①撤除正压通气；②心排血量增加；③$PaCO_2$升高；④PaO_2下降；⑤呼吸道梗阻；⑥高血压。

（三）护理要点

1. 充分供氧：充分供氧增加肺泡压和肺组织间隙压力，减少肺毛细血管内液渗出，减少静脉血回流，降低右心房充盈压，切断肺水肿缺氧的恶性循环。常用

50％乙醇置于湿化器内,同氧气一同吸入,消除呼吸道的泡沫痰,但要避免长时间应用。

2. 快速利尿:遵医嘱给予利尿剂,快速利尿以减少肺间质和肺泡内过多液体,同时使静脉扩张,减少静脉回流和减轻肺水肿。大量利尿时应对内环境和电解质加强监测。

3. 药物的使用:遵医嘱使用扩血管药物、强心类药物、皮质醇类药物及白蛋白等,并注意观察药物作用的不良反应。

4. 镇静:咪达唑仑、地西泮、丙泊酚等有较强的镇静作用,并能缓解减少患者紧张情绪,减少呼吸急促所引起的负压,使呼吸平稳,减少呼吸做功,更有利于患者配合呼吸治疗。

5. 预防感染:遵医嘱给予抗生素静脉滴注,以防肺部感染,可和肾上腺皮质激素合用,更有利于促进肺水肿消退。

（四）知识拓展

治疗肺水肿常用药物的药理作用。

1. 硝酸甘油或硝普钠直接作用于血管平滑肌,降低周围血管阻力,增加心排血量,使肺循环内血液向体循环转移,减轻肺水肿。吗啡也是治疗急性肺水肿的常规药物,其不但具有中枢镇静作用,可减少氧耗量,还具有扩张小动脉、降低全身静脉张力、降低右心充盈压和左心房压的作用。

2. 使用强心类药物,尤其是急性肺水肿合并低血压时使用正性变力药如毛花苷C、多巴胺类药物,可增强心肌收缩力,增加心排血量,改善组织灌注,纠正组织的缺血、缺氧,有利于肺水肿的恢复。

3. 氨茶碱不但能增强心肌收缩力,降低后负荷,还可舒张支气管平滑肌,增加肾血流和钠排出。但应注意注射速度,预防对心脏的不利影响。

4. 皮质醇类药物:大剂量肾上腺皮质激素对肺水肿的治疗价值尚存在分歧,一般认为可以预防毛细血管通透性的增加,稳定溶酶体膜,抑制炎症反应,尤其有利于通透性肺水肿的恢复,但对其是否能恢复已受损的毛细血管还无定论。

5. 白蛋白:高压力性肺水肿肺毛细血管静水压大于胶体渗透压,大量低蛋白液体转移至肺间质、肺泡,甚至出现低血容量休克,输注白蛋白可以迅速增加胶体渗透压,促进肺水肿的恢复。但通透性肺水肿患者血管通透性增高,输注白蛋白可能是有害的,白蛋白漏入肺间质后可使更多液体积聚到组织间隙,加重肺水肿。但如果存在低蛋白血症,补充白蛋白和应用利尿药有利于液体的负平衡,并能改善缺氧。

五、张力性气胸

气胸指胸膜腔内存在气体。张力性气胸是由于气管、支气管或肺损伤等处形成单向活瓣,吸气时胸膜腔内压降低,活瓣开放,气体进入,呼气时胸膜腔内压升高,活瓣关闭,气体不能排出,导致胸膜腔压力高于大气压,又称为高压性气胸。张力性气胸是三类气胸(闭合性、开放性和张力性气胸)中最严重的一类,也是临床中可迅速致死的急危重症之一。

(一)观察要点

1. 严密观察呼吸频率、血氧饱和度、脉搏、血压、呼吸机气道压、意识情况等。
2. 症状或体征

气道压增高报警、人机对抗、低氧血症、呼吸频率增快、口唇及皮肤黏膜发绀、呼吸困难;气管、心脏向健侧移位;颈静脉怒张;合并皮下气肿时,可在前胸壁、头面部触及捻发感;患侧胸廓隆起饱满,呼吸运动减弱,肋间隙增宽,患侧胸部叩诊呈鼓音,听诊患侧呼吸音弱或消失;胸部 X 线和 CT 检查显示胸腔严重积气、肺萎陷、纵隔向健侧移位和/或膈肌低位,可伴有纵隔气肿;胸腔穿刺有高压气体外溢。

(二)常见原因

围麻醉期发生张力性气胸由多种因素及环节造成。

1. 患者因素

(1)肺部疾病,如患者术前已有肺炎、肺结核、肺气肿、肺大疱、肺部损伤等。

(2)胸壁、胸廓、胸膜腔疾病,如患者胸壁畸形,胸膜有炎症、粘连等。

2. 手术操作因素

颈胸部手术,如气管造口、甲状腺切除术、食管手术、胸廓成形术等。

3. 麻醉操作因素

(1)臂丛神经阻滞,多发生于行锁骨上阻滞法时,当行肌间沟阻滞法时定位偏低也会出现肺部的损伤。

(2)高位硬膜外麻醉时穿刺针偏向一侧未能及时发现而刺破胸膜腔和肺。

(3)机械通气。机械通气中一旦出现气胸,可迅速演化为张力性气胸。其发生与过高的峰压、平台压、潮气量及不合适的 PEEP 可至气压伤、容积伤等有关。

(4)中心静脉穿刺操作不当,尤其是在进行锁骨下静脉穿刺时容易发生气胸。

(5)心肺复苏胸外心脏按压用力过大致肋骨和/或胸骨骨折,刺破胸膜和/或肺使大量气体进入胸膜腔,形成张力性气胸。

(三)护理要点

1. 协助医生立即穿刺排气

张力性气胸的急救处理是立即排气,降低胸膜腔压力。可使用粗针头在患侧锁骨中线第二肋间处穿刺入胸膜腔,高压气体喷出,即达到排气减压效果。紧急排气后,患者病情趋于平稳,医生安放胸腔闭式引流管并连接水封瓶后。应观察气胸发展变化,促使肺复张。

2. 机械通气患者的处理

在保证有效通气的前提下遵医嘱尽量降低气道峰压,方法包括使用药物减少气道阻力、降低 PEEP 值、减少潮气量及采用合适的机械通气模式。

六、低氧血症

低氧血症(hypoxemia):是指血液中含氧不足,动脉血氧分压(PaO_2)低于同龄人的正常下限,主要表现为动脉血氧分压与血氧饱和度下降,通常情况下引起通气和换气功能障碍疾病都可引起低氧血症。一般成人正常动脉血氧分压(PaO_2)为80～100 mmHg。低氧血症是外科患者术后常见的并发症,严重者可危及患者生命。

(一)常见原因

1. 患者自身因素:术前心肺功能异常、疾病引起的肺通气/血流灌注不足、年龄增加、高 BMI、高脂血症、哮喘等容易引发低氧血症。

2. 手术因素:俯卧位、肺部手术等使得肺部分流率和灌注改变,导致低氧血症。

3. 麻醉因素:气管导管位置不当、气囊压力过大、反复插管、支气管痉挛、椎管内麻醉平面过高、喉头水肿等导致气道梗阻,麻醉药品、镇痛药和肌肉松弛药的残留作用,单肺通气、肺不张、椎管内麻醉平面过高、液体管理不当以及手术应用灌洗液也会导致低氧血症的发生。

(二)观察要点

1. 严密观察患者血氧饱和度、血压、呼吸频率、ECG、意识情况、血气分析结果及口唇颜色。持续监测患者是否存在呼吸窘迫、神经功能减退和干预措施不耐受。

2. 症状或体征：发绀,缺氧;呼吸有压迫感,呼吸浅快,鼻翼扇动;胸闷,心率快,张口呼吸,呼吸困难,吸气时三凹征(胸骨上凹、锁骨上凹及肋间隙凹陷)。

（三）护理要点

1. 患者苏醒前评估术前合并症,进行对症处理,了解术前基础氧合情况,积极实践肺保护性通气策略,改善呼吸功能。

2. 加强对全麻气管插管患者麻醉期间的管理。对于机械通气患者,遵医嘱调节呼吸机参数,应用合适的吸入氧浓度、增加肺泡有效通气量,根据患者病情调整潮气量、PEEP、吸呼比、FiO_2,促进肺扩张,缓解或纠正机体的缺氧症状。

3. 注意排除麻醉机呼吸回路的机械故障,注意气管导管的位置、深度,维持呼吸道通畅,清除呼吸道分泌物。吸痰前应常规预先吸氧,增加机体的氧储备,必要时雾化吸入。

4. 气管导管拔除后的患者及时吸氧,增加吸氧流量。对于以下患者,即使其PaO_2处于正常范围,仍应给予氧气吸入,直到呼吸空气时的$SpO_2 > 90\%$或恢复至手术前的水平,这些患者包括：①低血容量(低 CVP、少尿)的患者;②低血压患者;③贫血,血红蛋白< 70 g/L 的患者;④心血管或脑血管缺血患者;⑤氧耗增高,如发热的患者。

5. 辅助或控制呼吸：在吸氧情况下,低氧血症仍不能得到有效缓解,可应用面罩加压吸氧、简易呼吸器辅助呼吸,或进行气管插管行呼吸机治疗。

6. 取舒适卧位,病情允许时可取半卧位,以利于膈肌活动,促进呼吸功能恢复。

7. 做好疼痛的评估、干预及效果评价。

8. 必要时予患者动脉采血,行血气分析,关注内环境变化。

七、高碳酸血症

高碳酸血症是指动脉血中二氧化碳分压($PaCO_2$)大于 45 mmHg 时出现的一系列临床表现,主要为神经系统和肺部表现。围麻醉期出现高碳酸血症的全麻患者可能会出现呼吸性酸中毒,导致苏醒延迟,甚至影响脑细胞的功能恢复。

（一）常见原因

1. 呼吸系统疾病：肺通气、换气功能障碍,气道阻塞性肺疾病,肺不张,严重肺组织损伤(重症肺炎、重症急性呼吸窘迫综合征、重症肺水肿、重症肺组织纤维化、重症胸肺部损伤、胸部或上腹部手术后等)。

2. 心血管系统疾病：右向左分流的患者,静脉血未进行气体交换而直接进入动脉血。

3. 呼吸中枢疾病：中枢性低通气、中枢呼吸暂停综合征等。

4. 通气不足：麻醉药物、疼痛、麻醉机参数设置不当等各种原因导致的低通气量。

5. 肥胖、胸廓畸形。

6. 麻醉机或呼吸机呼吸回路阻塞。

7. 钠石灰失效。

（二）观察要点

1. 严密观察患者生命体征、血氧饱和度、意识情况及动脉血气分析中的 $PaCO_2$。

2. 症状和体征：轻至中度高碳酸血症或高碳酸血症缓慢发生的患者可出现焦虑和/或主诉轻度呼吸困难、反应迟钝、头痛或嗜睡。CO_2 水平较高或迅速发生高碳酸血症的患者在神志方面有明确变化,包括出现谵妄、偏执、意识水平下降和意识模糊,随着 CO_2 水平继续升高,患者会进展至昏迷(CO_2 麻醉)。

（三）护理要点

1. 患者苏醒前除常规监测患者的呼吸频率、潮气量、每分通气量、血氧饱和度,观察患者皮肤及黏膜颜色变化,监测呼气末二氧化碳浓度变化等,还应定时进行血气分析,查看患者的氧合情况。

2. 当患者表现疑似高碳酸血症时(精神状态改变、嗜睡,血流动力学不稳定,呼吸困难急性发作和呼吸窘迫),配合医生开展以下工作：

(1) 解除影响因素,如：①迅速解除呼吸机故障,调整导管插入深度,及时清除气道分泌物或异物；②调整呼吸机参数,适当延长吸气时间,适当增加通气量；③关注腹腔镜手术时是否有 CO_2 泄漏和扩散；④更换新钠石灰。

(2) 评估并稳定气道、呼吸和循环,增加 CO_2 的弥散。

(3) 抽取动脉血气。

(4) 给予初始床旁治疗。

3. 气管导管拔除后患者保持呼吸道通畅,指导患者进行缩唇呼吸、腹式呼吸,促进二氧化碳的排出。严重者可采取提下颌或放置口咽或鼻咽通气道的方法,必要时行气管插管。或遵医嘱使用麻醉拮抗药、呼吸兴奋剂等,观察用药后反应。

八、过度换气综合征

过度换气(hyperventilation)是指肺泡通气量相对于二氧化碳生成量不成比例地增加,而 $PaCO_2$ 降至正常值以下(<36 mmHg,或 <4.8 kPa)。而过度换气综合征(hyperventilation syndrome,HVS)是指在没有明确器质性促发因素的情况下,每分钟通气量不适当增加,超过代谢需求(即超过应对二氧化碳生成所必需的量,这会导致呼吸性碱中毒),并伴有多种症状。过度换气综合征尚无公认的诊断标准,但最常见的特征是呼吸症状(呼吸不畅或呼吸困难)、过度换气及普遍的痛苦或焦虑感。本部分主要介绍麻醉恢复期患者发生过度换气综合征的护理。

(一)常见原因

换气过度综合征常见于女性,具有神经官能症的表现或有诱发精神紧张的因素。

1. 精神病理学

现已明确过度换气综合征与心理疾病(如惊恐障碍)之间存在关联,但通常不能明确心理疾病为原发性还是继发性。①有抑郁、焦虑、丧亲之痛、愤恨及不确定自身疾病严重程度的患者存在"不成比例的呼吸急促";②焦虑障碍患者可能对胸壁感觉(如肋间肌紧张)做出过度换气的反应。

2. 调节系统

人体脑干中的网状激活系统负责在清醒时调节呼吸模式,在发生过度换气综合征时可能过度活跃。健康人在正常情况下无须刻意控制即可规律呼吸,而过度换气综合征患者在被要求自主增加每分钟通气量时可能会出现过度换气综合征的相关症状,这一点在麻醉恢复室中比较常见。

3. 神经系统症状

过度换气引起症状(如感觉异常、头痛、头晕目眩和手足搐搦)的机制尚不清楚。一种假说认为,这些症状可能是由局部血管收缩和/或脑血管收缩所致,如感觉异常、头痛、头晕目眩和手足搐搦;另一种可能的机制是,由于呼吸性碱中毒及其所致的钙与白蛋白的结合,血清钙离子水平发生了急性变化,从而导致了感觉异常和/或手足搐搦。

4. 肺部症状

来自肺部及胸壁的牵张感受器感觉信号与来自皮层运动区的运动信号之间的失衡,可能是过度换气综合征患者感到呼吸困难的原因。失衡越明显,呼吸困难越严重。呼吸困难感可能促使患者刻意增加每分钟通气量。

5. 喉部功能性病变

由声带功能障碍导致的喉漏气是单侧喉返神经麻痹促发过度换气综合征的一种可能机制。

（二）观察要点

1. 倾听患者主诉：患者主诉有呼吸费力、胸闷,四肢末端及颜面麻木等。

2. 症状表现：患者呼吸加深加快、大汗,可有手足抽搐、肌肉痉挛甚至强直,也可有胸痛、心悸、心动过速、头痛、头晕、意识障碍等一系列临床症状。

3. 血气分析：血气分析显示 $PaCO_2$ 降至正常值以下。

4. 患者有无精神紧张、焦虑。

（三）护理要点

1. 避免再吸入氧气

（1）麻醉患者可遵医嘱调节呼吸机参数,降低潮气量,调低呼吸频率。

（2）对于清醒患者,可暂停吸氧,指导患者缓慢呼吸,可将纸袋或塑料袋放于口鼻上并密闭,进行呼吸。但是研究报道,通过往纸袋里呼吸迫使患者重新吸入二氧化碳可能导致严重低氧血症及相关并发症,因此不建议采用。

2. 稳定患者情绪,指导患者有效呼吸

安慰患者,对患者正经历的症状做出解释,去除应激源,以及开始呼吸再训练。急性期呼吸再训练试图让患者专注于腹式（膈式）呼吸：患者取坐位或卧位,将一只手放在腹部,另一只手放在胸部,然后观察哪只手移动幅度更大。过度换气患者几乎总是放在胸部的手移动幅度更大。嘱患者调整呼吸,使放在腹部的手移动幅度更大,而放在胸部的手几乎不动。嘱患者缓慢吸气 4 s,屏气几秒,然后呼气 8 s。经过 5~10 个这样的呼吸循环后,患者应该会开始感觉到平静、焦虑感减轻,并且过度换气改善。

3. 必要时给予镇静剂

如果上述方法不能完全缓解过度换气发作且持续存在严重症状,可遵医嘱给予小剂量短效苯二氮䓬类药物。

九、高血压

血压超过基础值的 30%,或收缩压≥140 mmHg 和/或舒张压≥90 mmHg,持续 30 min 以上为高血压。发生在麻醉恢复期的高血压,如果收缩压＞180 mmHg 或舒张压＞110 mmHg,特别是当治疗了推测的病因后高血压仍持续存在时,应汇报医生进一步治疗。

（一）常见原因

1. 患者精神紧张、焦虑、恐惧等心理应激因素。
2. 患者合并心血管疾病,高血压患者术前停用降压药或术前降压治疗不佳。
3. 麻醉深度不足或镇痛不全。
4. 缺氧和二氧化碳蓄积。
5. 术中补液过多或升压药物应用不当。
6. 寒战、恶心、呕吐等不良反应。
7. 气管导管、导尿管、引流管等不良刺激。
8. 患者患有嗜铬细胞瘤,或行嗜铬细胞瘤手术和神经外科手术颅内压增高者。
9. 清醒状态下进行机械刺激,如气管插管、吸痰、气管导管拔除时刺激口咽部、气管、气管隆嵴以及操作时间过长等。

（二）观察要点

1. 心律、心率、血压:评估患者基础血压、患者有无高血压病史和既往其他疾病史。
2. 瞳孔变化:警惕脑出血的发生。
3. 症状或体征:心悸、胸闷、头晕等症状。高血压危象时可有恶心呕吐、烦躁、眩晕、气促、视力模糊等症状。重度高血压有急性神经系统症状或体征(如谵妄、昏睡、视力障碍、癫痫发作和脑卒中),或心血管急症(如急性冠脉综合征、急性失代偿性心力衰竭和主动脉夹层)。麻醉恢复期罕见情况下可见嗜铬细胞瘤引起患者重度高血压,通常伴有心动过速、心律失常或心血管衰竭。

（三）护理要点

1. 术前评估患者基础血压,特别是合并高血压、嗜铬细胞瘤患者,做好交接,积极调整血压。
2. 密切观察瞳孔变化,并做好交接。
3. 对患者精神紧张、焦虑、恐惧者,应做好心理疏导,或充分镇静。
4. 密切观察患者血压变化,提高血压测量频率,防止渗血、出血增多和脑出血的发生,出现高血压时应根据原因进行针对性处理,注意避免发生高血压危象。

5. 对合并顽固性高血压、嗜铬细胞瘤手术和神经外科手术颅内压增高者,应按医嘱应用降压药和心血管活性药物。

6. 对麻醉深度不足且存在较强烈的伤害性刺激致高血压者,可根据手术切口大小和术中药物用量调整麻醉深度和镇痛药的剂量。

7. 吸氧、通畅气道、清除呼吸道分泌物,解除上呼吸道梗阻,避免发生缺氧和二氧化碳蓄积。

8. 遵医嘱使用镇痛药、镇静药物,避免疼痛、躁动引起高血压。

9. 术中合理控制输液量,防止补液过多。

10. 预防低温或给予复温措施。

11. 护理操作动作轻柔,减少对患者的刺激。

十、低血压

收缩压<80 mmHg、平均动脉压 55~60 mmHg 或收缩压、平均动脉压较术前基础血压降低超过 25%,持续 30 min 以上为低血压。一般不会将特定的血压值作为控制目标,而是尝试将收缩压的变化幅度维持在患者基线值的 25% 以内,并维持 MAP>65 mmHg。此外,有灌注不足的证据(如与血压降低相关的精神状态改变)时,应治疗低血压。

(一)常见原因

1. 麻醉用药:全麻过深、麻醉药对心血管系统具有抑制作用,麻醉性镇痛药与多种药物合用时,均有发生低血压的可能。

2. 血容量不足:由于手术创伤和失血,术前较长时间禁食、腹泻、呕吐、大量脱水利尿、消化道出血或大面积烧伤创面大量渗出均可导致全身血容量和有效血量减少。

3. 过敏反应和输血反应:全身血管扩张,毛细血管通透性增加,大量液体渗入组织间隙,可致血压下降,甚至发生过敏性休克。

4. 心律失常:患者合并基础疾病、心脏瓣膜疾病、休克、酸中毒等。

5. 体位改变:仰卧位低血压综合征、体位性低血压。

6. 心衰或心肌梗死等。

7. 术后继续出血。

8. 硬膜外复合全麻手术中阻滞平面宽、使用药物所致。

（二）观察要点

1. 生命体征：心律、心率、血压，评估患者基础血压、患者有无低血压病史。

2. 观察伤口渗血情况，引流液及尿液的颜色、量、性质。

3. 心电图监测（特别是 ST-T 变化）。

4. 症状或体征：恶心呕吐、胸闷出汗、脉搏细速、皮肤苍白湿冷等休克症状。出现器官灌注不足体征，如心肌缺血、中枢神经功能障碍等。出现少尿或代谢性酸中毒。

（三）护理要点

1. 严密监测生命体征变化，合理评估出入量，行动脉血气分析，纠正酸中毒及电解质紊乱。

2. 观察伤口渗血情况、引流量和尿量，一旦怀疑术后出血立即通知医生。

3. 针对常见原因做好预防和护理。

4. 调整体位，防止体位性低血压。

5. 注意调整麻醉深度，维持良好通气，必要时吸氧。

6. 做好患者保暖措施。

7. 遵医嘱补充血容量，输入晶体液、胶体液或血液，及时监测 CVP 或 PPV。

8. 遵医嘱使用血管活性药、升压药，如使用麻黄素 5～8 mg 静注、多巴胺 1.0～1.5 mg 静注、去氧肾上腺素 0.1～0.2 mg 或甲氧胺 2～3 mg 静注。可按需重复使用。

9. 对于有过敏反应和输血反应者，应停止输血，遵医嘱使用糖皮质激素治疗和行抗过敏治疗。

十一、心律失常

心律失常（arrhythmia）是由于窦房结激动异常或激动产生于窦房结以外，激动的传导缓慢、阻滞或经异常通道传导，即心脏活动的起源和/或传导障碍导致心脏搏动的频率和/或节律异常。常见的心律失常包括窦性心动过缓或过速、室上性或室性期前收缩、房室或室内传导阻滞、心房颤动甚至心室纤颤。

（一）常见原因

1. 全身麻醉在气管插管和手术结束苏醒拔管期间。

2. 低血容量、发热、低氧血症(高碳酸血症)、麻醉过浅。

3. 手术牵拉内脏或眼心反射刺激副交感神经。

4. 电解质、酸碱平衡失调。

5. 麻醉药物的影响。

6. 患者有器质性心脏病、内分泌疾病或肺部疾病。

7. 疼痛、尿管刺激。

8. 患者心理因素。

(二)观察要点

1. 评估患者心电图数值及波形,观察血压及实验室检查结果。

2. 症状或体征:无伴随症状或发作不频繁,多提示病情较轻;若发作时伴有头晕、胸闷、胸痛、气急、多汗、颜面苍白或青紫、四肢发冷等,则提示病情较重。病情观察时多关注患者主诉。

3. 心律失常的分类及临床表现:①窦性心动过速即窦性心率>100 次/min,心律规则且极少超过 160 次/min。②窦性心动过缓即窦性心率<60 次/min。若未合并严重的心脏疾病,则血流动力学变化轻微。若心率明显变慢,则可能发生房性或室性异位搏动或节律。③快速室上性心律失常包括阵发性心动过速、结性心动过速、心房纤颤及扑动。④室性心律失常如室性期前收缩为多源性、频发,或伴有 R-on-T(R 在 T 上)现象。

(三)护理要点

1. 行连续心电图监测,观察心电波形,及时发现异常并汇报医师;对于有器质性心脏病的患者应更加严密监测。

2. 与麻醉医师共同分析原因,消除诱发因素,包括纠正低血容量、电解质酸碱失衡、低氧血症。

3. 可对气管插管的患者咽喉部使用局麻药物,在诱导、插管和拔管时操作要轻柔、熟练,减少刺激。

4. 麻醉过浅时,应根据手术需要遵医嘱适当加深麻醉,充分吸氧,监测生命体征,行血气分析,观察电解质变化。

5. 遵医嘱用药,"三查七对",注意药物的剂量和浓度,积极配合抢救。

6. 密切关注患者主诉,做好镇痛的护理,必要时联系床边心超检查,完善相关实验室检查,如心肌酶等。

7. 与患者做好沟通,建立信任,做好心理安抚,消除患者紧张情绪,避免诱发心律失常。

十二、术后出血

术后出血是外科术后多发的、严重的并发症之一,术后出血可发生于术后24 h内(称为原发性出血)和术后7～10 d左右(称为继发性出血)。复苏室护理人员应对患者术后的病情进行系统的观察护理,结合临床经验做到早期识别出血征兆,并配合医生进行抢救和处理。

(一)常见原因

术后早期出血的原因包括手术操作、血压控制、药物使用、凝血功能异常以及合并症等多方面因素。

(二)观察要点

1. 生命体征

体温、脉搏、呼吸、血压、血氧饱和度及意识情况。

2. 症状与体征

(1)引流液观察:观察术后引流液的颜色、量、形状。

(2)创面及周围皮肤观察:观察有无术后创面、敷料渗血,周围皮肤淤血,皮下血肿形成。

(3)观察患者瞳孔大小、对光反射及双侧是否对称,特别是麻醉未清醒患者的瞳孔观察尤为重要。

(4)对于腹部手术患者需观察其腹围大小、腹肌张力。

(5)胸腔、腹腔出血量大可能会引起呼吸困难,应注意倾听患者主诉,观察患者呼吸的变化。

3. 实验室检查

观察血气分析中术后血红蛋白和血细胞比积的升降情况,进行凝血功能的检查。

(三)护理要点

1. 引流护理

仔细观察患者引流液的量、颜色、性状,如引流液量增加且颜色呈鲜红色,引流持续不止,应警惕术后出血的可能,汇报麻醉医生和手术医生。复苏室护士需定时挤压引流管管壁,必要时可用注射器抽吸,调整引流管位置,保证引流通畅,防止因打折、引流口过高或小血块堵塞引流管而造成引流液淤滞,影响观察。

2. 创面及周围皮肤护理

观察伤口敷料有无渗血,如果渗血范围较小,持续观察并记录;如果渗血血染范围较大,打开敷料评估,进行消毒处理,更换敷料。使用无菌棉签轻压伤口,若伤口皮下血液持续渗出,应通知医生处理。腹部手术后平卧的患者,腹腔内渗血往身体低垂部位聚集,腰背部松软组织处可能会出现血肿,应加强观察,及时汇报并处理。

3. 患者神志的观察护理

脑科手术后如发生术后出血,或其他外科手术后术后出血导致患者血压降低、脑灌注不足时,瞳孔的变化能直观地反映出患者的昏迷状态和脑损伤的程度。复苏期应加强对瞳孔变化的监测,早期发现和干预有利于患者愈后。

4. 腹部体征的护理

腹部手术后,如大量出血积聚腹腔内,患者腹围可能会较前增大,叩诊呈鼓音,需做好早期发现和干预。

5. 用药护理

针对术后出血患者,根据患者病情,遵医嘱予止血药物和血管活性药物、补液,维持其生命体征稳定。麻醉复室护士应准确掌握给药途径、起效时间、药物作用、配伍禁忌及不良反应,持续观察用药后的病情变化,及时汇报医生,进行动态调整。

6. 体温护理

术后出血的患者由于大量失血、失液及组织灌注不良,体温一般低于正常值,在及时补充血容量的同时,大量低温液体的灌注会再次降低患者的体温,应做好持续体温监测,可采用加温输液的方式并及时给予保温措施,注意避免烫伤。

7. 气道护理

麻醉未清醒患者如出现术后出血,根据出血情况,可汇报医生延迟拔管;对于麻醉清醒后患者,尽量避免术后拔管造成过度刺激而引起呛咳反应,防止患者剧烈咳嗽造成伤口撕裂,发生术后出血。

8. 疼痛护理

术后急性疼痛对呼吸、循环、消化系统等均有较强的刺激性,干扰患者的正常生理功能,导致患者躁动、扭曲,不配合治疗,使手术切口周围的肌张力增高,造成伤口撕裂,引起出血。术后复苏过程应与手术麻醉医生做好镇痛措施的交接工作,观察生命体征及患者复苏过程中对疼痛的反应,及时给予或加大镇痛剂量,减轻患者痛苦。

9. 失血性休克护理

患者如出现休克表现,如血压下降,心率增快,出现呼吸困难、四肢厥冷、脸色苍白、烦躁等,应立即汇报医生。予患者床头抬高 20°～30°、下肢抬高 15°～20°体位,以增加回心血量。根据血气分析以及引流量评估失血量,遵医嘱开放静脉通道或加快输液速度,及时补充血容量,恢复循环血量。对体温较低的患者给予保温措施;休克患者如尿量减少,应密切观察尿量变化以间接了解肾血流的灌注情况。遵医嘱应用血管活性药物维持血压,保证重要脏器的血液供应,通过血气分析纠正电解质紊乱及酸碱平衡,及时联系外科行急诊止血。

十三、疼痛

疼痛(pain)是组织损伤或潜在组织损伤所引起的不愉快感觉和情感体验,或是具有感觉、情绪、认知和社会层面的痛苦体验。手术后疼痛是手术后即刻发生的急性疼痛,包括躯体痛和内脏痛,通常持续不超过 3～7 d。手术后疼痛是伤害性疼痛,若不能在初始状态下被充分控制,则可能发展为慢性疼痛,其性质也可能转变为神经病理性疼痛或混合性疼痛。

(一)常见原因

1. 麻醉药效消失:手术结束后随着麻醉药效的减退,患者会逐渐感到疼痛。

2. 手术部位:胸廓切开术术后疼痛最明显,上腹部手术次之,下腹部手术术后疼痛较轻。

3. 年龄:低年龄和高年龄者比中年龄者疼痛反应轻。

4. 其他:体位的改变、咳嗽、患者对疼痛的认识、心理承受度低、周围环境影响。

(二)观察要点

1. 评价患者的心理状态,了解疼痛的既往治疗史。

2. 评估疼痛的性质(钝、锐、刺、灼、胀等)。

3. 评估疼痛的部位和范围(局部、放射)。

4. 评估疼痛的时间(持续、间断、急性、慢性)。

5. 疼痛神经生理功能,判断创伤性、病理性、心因性的疼痛。

6. 进行疼痛治疗效果及不良反应的评价。

（三）护理要点

1. 使用合适的疼痛评分工具评估疼痛的程度（常用疼痛评分工具见后文"知识拓展"）。

2. 严密观察及记录术后患者的生命体征变化。

3. 依据不同疼痛强度采取具有针对性的措施

（1）轻度疼痛：口头安慰，心理护理，分散患者注意力，缓解患者不良情绪或调整舒适体位，给予冷热刺激、按摩等。

（2）中重度疼痛：汇报麻醉医师，遵医嘱使用镇痛药，或配合行局部神经阻滞，在疼痛未稳定控制时应反复评估每次药物及治疗干预后的效果和不良反应，尤其应关注患者生命体征的改变和是否出现难以忍受的副作用，并根据此做出相应调整。

（3）对突发的剧烈疼痛，尤其是生命体征改变（如低血压、心动过速或发热）应立即评估，并对可能的切口裂开、感染、深静脉血栓和肺栓塞等情况及时进行诊断和治疗。

4. 评价镇痛效果

当镇痛不全或患者需要剂量调整时，应汇报医师并配合处理。常用的镇痛方法包括：①病人自控镇痛（patient controlled analgesia，PCA），即一种根据病人身体状况和疼痛程度预先设置镇痛药物和剂量，然后予病人"自我管理"的疼痛处理技术。②阿片类药物镇痛，使用后需严密观察呼吸和气道通畅情况。③椎管内应用阿片类药物可以有效地减轻上腹部或胸部手术的疼痛，但同时也可能伴随其他一些副作用，如呕吐、瘙痒等。④其他镇痛方法如非甾体类药物的使用、区域神经阻滞、局部镇痛，此外非药物性的干预措施有舒适的体位、口头安慰、心理护理、触摸等。

5. 使用镇痛药物所引起的并发症的观察及护理

当发现以下运用镇痛药引起的并发症，应立即汇报麻醉医师并及时处理。

（1）恶心、呕吐：应根据医嘱停用镇痛泵，必要时使用止吐药止吐，保持患者口腔清洁，防止呕吐物引起误吸。

（2）呼吸抑制：阿片类药物容易导致呼吸变慢。手术后大量使用阿片类药物，老年、慢性阻塞性肺疾病和合并使用镇静剂的患者易发生呼吸抑制。一旦疑有呼吸抑制，应立即检查患者的意识状态和皮肤颜色、气道是否通畅、肌力是否正常、是否有共济失调。呼吸频率≤8次/min，或呼吸空气时$SpO_2 < 90\%$，或出现浅呼吸，应视为呼吸抑制，立即给予治疗。治疗方法包括：立即停止给阿片类药物，吸

氧,唤醒患者,嘱其保持清醒,托下颌法开放气道,应用简易呼吸器辅助通气,必要时建立人工气道或机械通气,静脉注射纳洛酮等。

（3）皮肤瘙痒：遵医嘱使用小剂量阿片受体激动拮抗药如布托啡诺、地佐辛、纳布啡等以及昂丹司琼。

（4）内脏运动减弱：若胃肠道排气延迟,应通过术后早期下床活动或遵医嘱使用药物促进胃肠蠕动。发生尿潴留时先进行物理诱导,若无效可予以留置导尿管。

（四）知识拓展（常用疼痛评分工具）

1. 视觉模拟量表（visual analogue scale，VAS）（图 3-1）

量表主要由一条长 100 mm 的直线组成,该直线的一端表示"完全无痛",另一端表示"能够想象到的最剧烈的疼痛"或"疼痛到极点",由患者在直线上标出其感受。

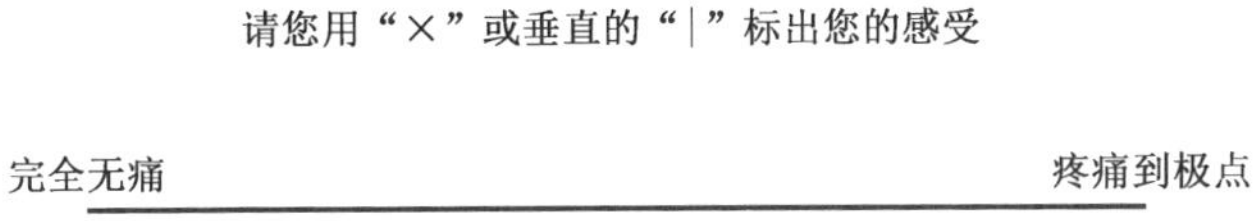

请您用"×"或垂直的"│"标出您的感受

完全无痛　　　　　　　　　　　　　　　　　　　　　疼痛到极点

图 3-1　视觉模拟量表

2. 数字评定量表（numerical rating scale，NRS）（图 3-2）

用 0～10 数字的刻度标示出不同程度的疼痛强度等级,由患者指认。0 为无痛,10 为最剧烈疼痛,4 以下为轻度痛（不影响睡眠）,4～6 为中度痛,7 以上为重度痛（导致不能睡眠或从睡眠中痛醒）。

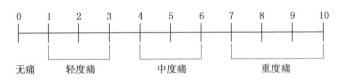

图 3-2　数字评定量表

3. 面部表情疼痛评估法（Wong-Baker faces pain scale revision，FPS-R）（图 3-3）

疼痛程度进行从 0（无痛）到 10（最严重疼痛）的评分,同时 FPS-R 提供了 6 种面部表情的卡通图片（从微笑、悲伤至痛苦的哭泣等）来形象表达分值区域所代表的疼痛程度。这种方法适用于交流困难的人群,如儿童、老年人、意识不清或不能用言语准确表达的患者。

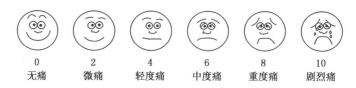

0	2	4	6	8	10
无痛	微痛	轻度痛	中度痛	重度痛	剧烈痛

图 3-3　修订版 Wong-Baker 面部表情疼痛评估法

4. 重症监护疼痛观察工具(critical care pian observation tool，CPOT)(表 3-1)适用于机械通气的患者。

表 3-1　CPOT 评分表

指标	0 分	1 分	2 分
1. 面部表情	没有肌肉紧张，放松	皱眉，面部肌肉紧张	除以上表情外，双眼紧闭
2. 身体运动	安静平躺/侧卧，正常体位	动作慢而小心，按摩疼痛部位	拉管道，企图坐起或下床四肢活动剧烈，不听指令，攻击工作人员
3. 四肢肌肉紧张度	被动运动时无阻力	被动运动时有阻力，紧张僵硬	被动运动时阻力非常大，无法完成肢体伸缩运动
4a. 人机同步(针对气管插管/气管切开者)	呼吸机报警次数少，易耐受	呼吸机报警可自动停止，虽咳嗽但可耐受	报警频繁，人机对抗
4b. 发声(针对未行气管插管/气管切开者)	没有声音或说话时音调正常	叹气或呻吟	哭泣或呜咽

5. 口头评分法(verbal rating scale，VRS)(表 3-2)：是最早应用于疼痛研究的量表，评估简单快捷，要求评估对象有一定的语言理解能力。

表 3-2　口头评定量表

0 级	1 级	2 级	3 级	4 级	5 级
无痛	轻度不适	不适	比较疼痛/难受	非常疼痛	疼痛到极点

十四、躁动和谵妄

在苏醒期无法准确评价患者精神状态的情况下,可以将苏醒期躁动和苏醒期谵妄统一讨论。但必须明确,苏醒期躁动与谵妄无论在发病机制还是预后上,都存在着本质的区别。苏醒期躁动和谵妄可能表现为术后全身麻醉初步苏醒后的躁动(高活动型)或嗜睡伴神志改变(低活动型)。由于明显的躁动、过度兴奋、去抑制、哭泣、躁动和精神错乱,高活动型谵妄更容易被检测到;一些患者在高活动型谵妄和低活动型谵妄之间变动,一般在患者意识完全恢复后可自行缓解。

(一)观察要点

1. 严密观察患者意识状态、生命体征。

2. 症状或体征:谵妄表现为知觉紊乱,可出现幻觉、妄想、失眠、过度警觉等;也可表现为定向力障碍、注意力分散、记忆不清。有时兴奋、躁动,最后可发展为昏睡、昏迷。患者在躁动过程中会出现心率增快、血压升高。

(二)常见原因

1. 麻醉药物的作用。

2. 精神状态:术前紧张、焦虑恐惧的患者在陌生的环境中突然苏醒,有神经精神疾病的患者。

3. 内环境紊乱:低氧血症和/或高碳酸血症、低体温或过热、低血糖或高血糖,以及电解质紊乱等。

4. 各种不良刺激:疼痛、尿潴留、吸痰操作、导管留置等不良刺激是最直接诱因。

5. 其他:年龄、性别,躁动和谵妄在小儿及女性患者中相对较多见。

(三)护理要点

1. 使用合适的评估工具评估患者意识,常用评估工具见后文"知识拓展"。

2. 密切观察病情:密切观察患者的血压、心率、呼吸的节律和频率、缺氧状况、血氧饱和度,注意观察患者意识状态、瞳孔、尿量,必要时可以做动脉血气分析以防低氧血症或二氧化碳潴留。给予氧疗可避免缺氧导致的烦躁不安,有利于伤口愈合。如是酸中毒、低血压等病情所致,应及时报告医师给予相应的处理。

3. 加强安全护理:固定床位,拉起床挡,固定好患者的四肢,并密切观察患者四肢血运、皮肤温度、静脉注射部位等情况,确保皮肤无受压、损伤。妥善固定好各种引流管、输液装置,防止患者躁动时自行拔管、坠床、窒息、伤口裂开及出血等不良事件。若患者发生躁动,应迅速给予约束与镇静,由专人守护,保持其呼吸道通畅、循环功能稳定,而非训斥或强行制止,同时可以在中间清醒阶段唤醒患者,并进行说服引导,使患者安静。

4. 气管导管护理:协助麻醉医生适时拔出气管导管,避免过度刺激。拔管前应清除患者呼吸道及口腔内分泌物,避免误吸,保持呼吸道通畅。若不符合拔管要求,可遵医嘱给予静脉注射小剂量咪达唑仑或少量的丙泊酚镇静,继续接呼吸机辅助通气,防止躁动导致气管导管脱出造成患者窒息。

5. 充分镇静镇痛:减轻患者伤口疼痛的不适,根据病情给予镇痛泵或单次静脉镇痛,如果术后镇痛效果不理想,患者仍出现伤口疼痛,应给予肌注吗啡或者静注特耐(帕瑞昔布钠)等镇痛药。对于麻醉恢复期的患者应尽最大努力做到将术后疼痛减到最轻,甚至消除疼痛。

6. 减轻尿管不适:苏醒期患者感觉尿管不适,应耐心向患者解释留置尿管的重要性,在确保导尿管不滑出的基础上减少气囊内水量,细心检查尿管是否通畅、膀胱是否充盈。

7. 对于其他原因如低 SpO_2、体位不适、心理紧张、缺氧、尿潴留、冷刺激等不适引起的躁动,护理原则是去除病因、解除诱因及对症护理,避免盲目使用强制性约束,适当加以保护以防外伤及意外。对于躁动反复发作的患者,应做血气监测。如有酸碱失衡的患者,给予及时纠正。

8. 相关诱因的识别与处理:对可能存在的诱因,如颅内压升高、膀胱扩张、上呼吸道阻塞、低血糖、高血糖、低血压、缺氧和高碳酸血症等,应尽早鉴别、诊断和治疗。

(四)知识拓展

1. ICU 意识模糊评估法(The Confusion Assessment Method for ICU,CAM-ICU)

CAM-ICU 是对 ICU 患者进行谵妄评估的可靠方法。当患者突然的意识状态改变或波动、注意力不集中、思维紊乱和意识清晰度下降可使用 CAM-ICU 评估(表 3-3)。

表 3-3 ICU 谵妄诊断的意识模糊评估法（CAM-ICU）

临床特征	评价指标	评价方法
1. 精神状态突然改变或起伏不定	患者是否出现精神状态的突然改变？ 过去 24 h 是否有反常行为。如：时有时无或者时而加重时而减轻？	若"有"，则被诊断为阳性
2. 注意力散漫	患者是否有注意力集中困难？患者保持或转移注意力的能力是否下降？ 患者注意力筛查（ASE）得分多少？（如：ASE 的视觉测试是对 10 个画面的回忆准确度；ASE 的听觉测试患者对一连串随机字母读音中出现"A"时点头或捏手示意。）	满分为 10 分，若得分＜8 分，则该特征被判断为阳性
3. 意识程度变化	清醒：正常、自主地感知周围环境，反应适度。 警醒：过于兴奋。 嗜睡：瞌睡但容易唤醒，对某些事物没有意识，不能自主、适当地交谈，给予轻微刺激就能完全觉醒并应答适当。 昏睡：难以唤醒，对外界部分或完全无感知，对交谈无自主、适当的应答。当给予刺激时，有不完全清醒和不适当的应答，强刺激一旦停止，又重新进入无应状态。 昏迷：不可唤醒，对外界完全无意识，给予强烈刺激也无法进行交流	当患者出现警觉、嗜睡、昏睡或昏迷时，则该特征判断为阳性
4. 思维无序	若患者已经脱机拔管，需要判断其是否存在思维无序或不连贯。常表现为对话散漫离题、思维逻辑不清或主题变化无常 若患者在带呼吸机状态下，检查其能否正确回答以下问题： （1）石头会浮在水面上吗？ （2）海里有鱼吗？ （3）一磅比两磅重吗？ （4）你能用锤子砸烂一颗钉子吗？ 在整个评估过程中，患者能否跟得上回答问题和执行指令？ （1）你是否有一些不太清楚的想法？ （2）举这几个手指头（检查者在患者面前举两个手指头） （3）现在换只手做同样的动作（检查者不用再重复动作）	若患者无法正确回答 3 个问题或完成简单的指令，则该特征被判断为阳性

备注：当特征 1 和 2 均为阳性，且特征 3 或 4 其中之一为阳性时，表示存在谵妄。

2. Richmond 躁动镇静量表（Richmond agitation-sedation scale，RASS）

RASS 是根据具有心理测验性质的镇静评分表对躁动与镇静进行评估。根据躁动和谵妄临床治疗(PAD)指南的结论，RASS 和 SAS 是评价重症患者躁动与镇静的最有效和可靠的方法(表 3-4)。

表 3-4　Richmond 躁动镇静量表（RASS）

评分	术语	描述
+4	有攻击性	有暴力行为
+3	非常躁动	试着拔出呼吸管、胃管或静脉点滴
+2	躁动焦虑	身体激烈移动，无法配合呼吸机
+1	不安焦虑	焦虑紧张但身体只有轻微的移动
0	清醒平静	清醒自然状态
−1	昏昏欲睡	没有完全清醒，但可保持清醒超过 10 s
−2	轻度镇静	无法维持清醒超过 10 s
−3	中度镇静	对声音有反应
−4	重度镇静	对身体刺激有反应
−5	昏迷	对声音及身体刺激都无反应

3. Riker 镇静-躁动量表（sedation agitation scale，SAS）

SAS 是第一个被证明在成年危重病患者中可靠有效的评分系统。SAS 根据患者七项不同的行为对其意识和躁动程度进行评分(表 3-5)。

表 3-5　Riker 镇静-躁动量表（SAS）

分值	定义	描述
7	危险躁动	拉拽气管内插管，试图拔除各种导管，翻越床栏，攻击医护人员，在床上辗转挣扎
6	非常躁动	需要保护性束缚并反复语言提示劝阻，咬气管插管
5	躁动	焦虑或身体躁动，经语言提示劝阻可安静
4	安静合作	安静，容易唤醒，服从指令
3	镇静	嗜睡，语言刺激或轻轻摇动可唤醒并能服从简单指令，但又迅即入睡
2	非常镇静	对躯体刺激有反应，不能交流及服从指令，有自主运动
1	不能唤醒	对恶性刺激无或仅有轻微反应，不能交流及服从指令

十五、苏醒延迟

苏醒是指在手术结束时停止给予麻醉药和辅助药物后患者意识逐渐恢复。全身麻醉后苏醒延迟被定义为在最后一次使用任何阿片类药物、镇静催眠药或其他麻醉药后 120 min 未能恢复到具有完整保护性反射的清醒状态,即意识未能恢复且不能对言语或刺激等做出有思维的回答或动作。

(一)发生原因

1. 术前用药:麻醉前用药,尤其是长效苯二氮䓬类药(地西泮或咪达唑仑)用于老年患者,镇静作用常延长至手术后。

2. 患者因素:长期服用镇静类药物的高危患者、在术前已处于失代偿期患者、患有精神及认知障碍的患者易发生苏醒延迟。

3. 麻醉药物的用量绝对或相对过量:如药物作用时间延长(剂量过大、中枢对药物敏感性增加。高龄、生物学差异、代谢效应),以及药物蛋白结合率下降、药物清除能力下降,药物在体内再分布和药物之间相互作用等因素的影响。

4. 麻醉药物的作用时间延长:全麻时麻醉性镇痛药、镇静药、肌松药等的联合应用可导致苏醒延迟。吸入麻醉药的时间超过 3 h,或辅用了其他药物,苏醒时间可明显延长。

5. 呼吸功能不全:低氧血症;药物的残留作用,使分泌物阻塞部分呼吸道;麻醉平面过高产生呼吸抑制等。

6. 心血管功能障碍:术中严重的低血压和心律失常都可导致苏醒延迟。

7. 体温调节功能障碍:手术室低温环境、大量冷液体的冲洗、大量输入冷库血、全麻手术时间过长都是造成患者体温降低的原因,其后果直接影响患者的术后苏醒。

8. 代谢导致的低血糖、高血糖:小儿血糖低于 2.5 mmol/L,成人血糖低于 2.0 mmol/L,可出现昏迷或意识不清;重症糖尿病患者因胰岛素用量不足,血糖高于 18~25 mmol/L,可出现糖尿病酮症性昏迷。

9. 严重水电解质紊乱:当血清钠高于 160 mmol/L 或低于 100 mmol/L 时,均可以引起意识不清。血清镁低于 0.2 mmol/L 时亦可导致意识障碍,血清钾低于 2 mmol/L 可并发严重心律失常,引起心输出量降低、血压下降和意识障碍。

(二)观察要点

严密观察病人生命体征、意识状态、瞳孔变化,是否存在人机对抗等。

（三）护理要点

1. 加强监测：常规心电监测、SpO_2、$PetCO_2$、有条件者监测动脉血气分析、血清电解质和血糖，同时注意患者瞳孔的变化、对光反射情况以及尿量，并做好各种引流液的观察。

2. 遵医嘱干预治疗：及时纠正糖代谢及水电解质酸碱平衡紊乱；及时清除呼吸道分泌物，维持呼吸道通畅。

3. 做好保暖措施：环境温度调节为 24～26℃。

4. 遵医嘱用药：合理使用拮抗剂，观察患者用药后的反应。

十六、术中知晓

术中知晓（awareness with recall，AWR）指患者术中有意识且术后能清楚地回忆起术中的事件，并能告知有无疼痛情况。造成 AWR 最重要的因素是，所应用的麻醉药剂量相对于某一患者的具体用药需求量不足。虽然 AWR 的发生率可能因预防措施而有所降低，但仍不能完全消除 AWR。

（一）常见原因

1. 患者病情相关：ASAⅢ～Ⅴ级（即身体状况较差和危重）、有术中知晓史、药物滥用史、慢性疼痛使用大剂量阿片类药物史、存在困难气道或血流动力学储备受限等的患者，发生术中知晓的风险高。

2. 手术类型相关：心脏、高危产科、创伤和急诊手术患者，全麻术中知晓的发生率高。

3. 麻醉相关：全麻使用肌松药，且在肌松期间减少其他麻醉药剂量，可能导致麻醉偏浅；全凭静脉麻醉；术中单独吸入氧化亚氮持续超过 0.5 h 等。

（二）观察要点

1. 倾听患者主诉。

2. 识别患者的情绪异常。

（三）护理要点

1. 详细记录患者的感受和体验。

2. 确认患者所叙述内容的真实性，并对患者的遭遇表示同情。

3. 向患者解释所发生的事情和原因,给予患者心理和精神的干预和支持,并及时请求精神卫生专科医师或心理医师的帮助。

4. 将患者的情况通报给手术医师、麻醉医师及其相关人员,以便医师及时对患者进行访视并采取进一步的治疗措施。

十七、脑血管意外

脑血管意外(cerebral vascular accident,CVA),又称卒中(stroke),分为缺血性脑卒中和出血性脑卒中两类,其中以缺血性脑卒中占大多数,通常是指因脑血供异常(缺血或阻塞)而引起的脑功能迅速丧失。

(一) 常见原因

脑血管意外史、高血压病史、术前颈动脉狭窄、体重指数偏高、麻醉药物、麻醉方法、术中麻醉用药、术中血压过度波动等是引起围术期脑血管意外的发生并致死的重要危险因素,脑卒中病史、高血压和术中血压过度波动是围术期脑血管意外的发生并致死的关键重要因素。脑卒中的病因学分类见表3-6。

表 3-6　脑卒中分类

发病机制	卒中类型	病因学
血栓栓塞	单一或多个大小血管梗死,同时伴有皮层症状	高凝状态; 心脏:主动脉栓塞(房颤、心内膜赘生物、粥样斑块、主动脉或心脏开放手术导致的栓子或气栓); 颈动脉:内膜剥脱表面的血小板栓子; 脑内脂肪栓塞(多发性长骨骨折)
低灌注	分水岭卒中或单血管梗死	体循环低血压; 脑血管痉挛(蛛网膜下腔出血后); 脑静脉梗死; 颈血管的机械系干预
颅内出血	出血性卒中	未控制的高血压; 围术期抗凝/溶栓; 神经外科手术后出血; 高灌注压

(二) 观察要点

1. 血压:高血压是缺血性脑卒中的一个主要危险因素。急性脑卒中患者的平均动脉血压通常会升高,这可能是机体为维持脑灌注而做出的反应。血压严重升高可能有危险,而血压降低时神经功能可能减退,护理人员应注意维持血压平稳,避免其剧烈波动。

2. 呼吸:颅内压增高患者可出现呼吸抑制、通气不足及其所致二氧化碳分压增加,可能导致脑血管扩张,进一步使颅内压升高。密切观察患者呼吸和二氧化碳分压的变化,必要时协助医生行气管插管以恢复充足的通气及保护气道,尤其在患者存在呕吐时。呕吐通常发生于颅内压升高、椎基底动脉缺血和颅内出血的患者。

3. 发热:发热可能出现于急性脑卒中患者,并可加重脑缺血。应积极治疗卒中患者的发热。

4. 血糖管理:围术期患者应维持正常的血糖水平,避免高/低血糖的发生。

5. 症状和体征观察:表现为突然发生的头晕,一侧面部、肢体无力或麻木,或者短时期内言语困难、眼前发黑,或者出现一过性的意识丧失、遗忘等。

6. 瞳孔变化:检查患者瞳孔和肢体活动情况。

（三）护理要点

1. 密切观察患者生命体征变化;对于清醒患者,关注其主诉。

2. 充分了解患者的病史,维持循环稳定,尽量避免血压过度波动,并做好预防性治疗。

3. 注意可能出现的呼吸系统的变化,维护良好通气,防止缺氧及 CO_2 的蓄积。

4. 积极纠正患者术后失血性贫血,以及水电解质及酸碱失衡,遵医嘱给予合适的液体治疗。

5. 注意凝血功能异常,遵医嘱使用止血、活血药物,避免滥用控制血压、血糖的药物。

6. 必要时协助医生予患者 CT 和 MRI 检查,用以确诊脑卒中。

十八、恶心呕吐

术后恶心呕吐(postoperative nausea and vomiting,PONV)通常是指术后 24 h 内发生的恶心和/或呕吐,是麻醉后极为常见的并发症,发生率仅次于术后疼痛,可造成患者痛苦和不安。

（一）常见原因

1. 患者因素:包括性别(女性)、年龄(<50 岁)、既往有晕动症和 PONV 史、术前焦虑状态、胃瘫、肥胖等。

2. 麻醉因素：术前和/或术中使用阿片类药物、吸入麻醉药、氧化亚氮、一些静脉麻醉药以及麻醉时间。

3. 手术因素：(1)手术类型：如鼓室成形术、扁桃体切除术、腹腔镜手术、胃肠道手术、妇产科手术等；(2)手术时间：手术时间每增加 30 min,恶心呕吐风险相对增加 60%。

4. 其他疾病症状：颅压增高及腹胀等。

（二）观察要点

严密观察生命体征,观察患者意识状态、瞳孔变化。

（三）护理要点

1. 评估恶心呕吐的风险。

2. 评估恶心呕吐的原因,对症处理,如腹胀,给予胃肠减压等。

3. 停止咽部刺激,必要吸痰时动作应轻柔。

4. 避免患者恶心呕吐,遵医嘱给予止吐药治疗。

5. 有恶心呕吐时应协助患者上半身抬高或头偏向一侧,防止患者呕吐物吸入,准确记录呕吐量。

6. 给予患者吸氧,并保持患者周边及口腔清洁。

7. 做好心理护理。

十九、体温异常

（一）低体温

当核心温度低于 36 ℃时,即称为体温降低或低体温。低体温是麻醉和手术中常见的体温失调。

1. 观察要点

(1) 持续监测体温并记录。

(2) 对全麻患者进行术前评估,建议采用围手术期低体温风险概率评分表(又称 Predictors 评分),可得到患者术中发生低体温的风险概率。

(3) 症状或体征：低体温可出现竖毛、四肢冰冷、皮肤青紫、寒战等。

2. 常见原因

(1) 患者因素

① 年龄＞60 岁的患者;婴幼儿,尤其是早产和低体重患儿更易发生低体温。

② BMI 越大,热量散失越快。

③ 肥胖患者由于脂肪具有保护作用,体表散热减少,核心体温与体表温度差值减少,低体温发生率更低。

④ ASA 分级越高,低体温发生风险越高。

⑤ 基础体温低是独立高风险因素,术前体温偏低患者低体温发生风险极高。

⑥ 合并代谢性疾病可影响体温,如糖尿病、合并神经病变等。

（2）手术因素

① 手术分级越高,患者低体温发生率越高。

② 手术类型：开放手术患者比腔镜手术患者更易发生低体温。

③ 手术时间：手术时间超过 2 h,低体温发生率明显增高,全麻患者尤甚。

④ 术中冲洗：使用超过 1 000 mL 未加温冲洗液患者低体温发生率增高。

（3）麻醉因素

① 麻醉方式：全麻较椎管内或区域麻醉低体温发生率高;联合麻醉,如全麻合并椎管内或区域麻醉较单纯全麻低体温发生率高。

② 麻醉时间：麻醉时间超过 2 h 患者低体温发生率增高。

③ 麻醉药物：吸入性麻醉药、静脉麻醉药及麻醉性镇痛药均可显著影响体温调节中枢,导致低体温发生。

（4）输液/输血因素

静脉输注 1 000 mL 室温晶体液或 1 个单位 0.5 ℃ 库存血,可使体温下降 0.25～0.5 ℃;输入未加温液体超过 1 000 mL,低体温发生风险增高。

（5）环境因素

当室温低于 21℃ 时,皮肤和呼吸道散热明显增多,患者体温易下降,体温下降幅度和手术时间长短、患者体表面积与体重有关。

3. 护理要点

（1）体温监测：应严密监测患者体温变化,尽可能监测核心温度。

（2）监测重要生理功能

① 循环功能：行心电图、血压监测,如有必要,采用持续有创血压监测。

② 呼吸功能：行脉搏氧饱和度监测,如有必要,进行动脉血气体分析。

③ 中枢神经功能：评估患者意识状态。

（3）手术伤口评估：观察手术伤口是否有异常出血,如有必要,测量凝血时间及出血时间。

（4）积极采取复温措施：给予空调调节,使用加热设备(保温毯、充气式暖风机、袜、头部覆盖物),减少体表暴露,以避免体温继续下降。

(5) 输液时运用加热装置,使用湿热人工鼻,气体湿化并加温。

(6) 如患者寒战,可遵医嘱给予适量曲马多,并观察用药后反应。

(7) 当患者体温慢慢恢复时,需给予足够的输液,以避免因血液淤积在末梢而引起心输出量不足,同时注意观察患者尿量的变化。

(8) 患者体温≤36 ℃,原则上不得转出恢复室。

(二) 体温升高

当中心温度高于 37.5 ℃即为体温升高,也称为发热。

1. 常见原因

(1) 室温超过 28 ℃且湿度过高。

(2) 无菌单覆盖过于严密,妨碍散热。

(3) 开颅手术在下视丘附近操作。

(4) 麻醉前用药给阿托品量大,抑制出汗。

(5) 输血、输液反应。

(6) 采用循环紧闭法麻醉,钠石灰可以产热,通过呼吸道使体温升高。

(7) 恶性高热。

2. 观察要点

(1) 持续监测体温并记录。

(2) 对于机械通气患者,持续监测 $PetCO_2$ 的变化,谨防恶性高热的发生。

(3) 监测患者血电解质的变化。

3. 护理要点

(1) 严格控制手术室内温度勿超过 26 ℃。

(2) 一旦发现体温升高,立即协助医生做好原因分析。

(3) 用冰袋等物理降温措施降温。

(4) 严密监测体温变化。

(5) 一旦确诊患者患有恶性高热,立即协助医生做好抢救工作。

二十、声音嘶哑

声音嘶哑是指音质的任何改变,其反映了多种主诉,包括声音颤抖、声音虚弱、发声疲劳、音调改变、气息声和声音发紧。

（一）常见原因

1. 神经功能障碍：迷走神经或喉返神经损伤造成声带功能障碍或麻痹。非甲状腺颈部手术已替代喉外恶性肿瘤，成为单侧和双侧声带麻痹的最常见原因。

2. 气管插管损伤：主要有声带创伤性水肿、环杓关节脱位、声带麻痹。

3. 全身麻醉术后一过性喉肌无力。

（二）观察要点

1. 患者声音变化并记录。

2. 患者有无上呼吸道相关症状，尤其是梗阻、反流误吸等。

（三）护理要点

1. 全麻气管插管患者拔管后均应嘱其咳嗽、发声，观察有无声音嘶哑发生，应区别普通声音沙哑和音调改变、气息声等发声异常。

2. 患者主诉咽喉干燥、疼痛至声音沙哑时可予患者雾化吸入，以缓解咽喉部不适。雾化吸入后应再次评估患者声音沙哑情况有无缓解。

3. 若患者出现音调改变、气息声等发声异常，应及时汇报医生，必要时协助医生行喉镜探查或喉镜下环杓关节拨动复位治疗。

二十一、过敏和类过敏反应

过敏反应是指已产生免疫的机体再次接受相同抗原刺激时发生的组织损伤或功能紊乱的反应。过敏反应是一种危及生命的变态反应。过敏反应特征性地表现为类胰蛋白酶水平急剧升高。

类过敏反应又称为非过敏性严重过敏反应，临床表现与过敏反应相似，但不是由 IgE 介导的且不需要被抗原预先致敏。

（一）常见原因

1. 有过与麻醉相关但未确诊病原、有抗生素过敏反应史的患者，再发风险较高。

2. 合并皮肤病如肥大细胞病、慢性荨麻疹（血管性水肿）等能引起 IgE 介导及非 IgE 介导的组胺、类胰蛋白酶等血管活性物质的释放，也是引起过敏反应的高危因素。

3. 老年、女性、高血压和服用降压药物均为发生过敏反应的高危因素。

4. 有部分易过敏人群对手术室内某些药物及物质,如肌松药、丙泊酚、局麻药物、抗生素、血液制品、明胶、天然乳胶等发生过敏反应。

（二）观察要点

1. 临床表现。过敏主要有 3 个系统表现,即皮肤、呼吸系统和心血管系统表现,包括:荨麻疹和潮红;支气管痉挛或气道水肿,可导致呼吸衰竭;外周血管扩张和毛细血管通透性增加所致的低血压和休克;肺水肿。

2. 根据过敏反应的严重程度,其临床表现分为 4 级。

Ⅰ级:仅出现皮肤、黏膜症状。表现为皮肤潮红,出现斑丘疹和荨麻疹,伴有或不伴有血管性水肿。

Ⅱ级:出现中度的多个器官系统临床表现。除出现皮肤、黏膜症状外,还伴有低血压、心动过速、呼吸困难和胃肠道症状等。

Ⅲ级:出现危及生命的单个或多个器官系统临床表现。表现为危及生命的低血压、心动过速或心动过缓和心律紊乱,严重的支气管痉挛、皮肤和黏膜症状以及胃肠功能紊乱。

Ⅳ级:心脏停搏,呼吸停止。

3. 密切关注患者生命体征和呼吸功能以及皮肤变化。

（三）护理要点

1. 交接班时重点了解患者的过敏史及围术期易使患者过敏的用药史,观察药物反应。

2. 评估患有哮喘和慢性阻塞性肺疾病的患者,减少由机械、药物、炎症等导致的围术期过敏反应。

3. 密切关注患者临床症状与生命体征,如发生皮肤黏膜红肿、皮疹、气道压骤升以及血流动力学不稳定等,立即停用所有致敏药物。

4. 维持气道通畅并给予 100％氧,注意监测血氧饱和度和 $Pet\ CO_2$、气道压及血气分析。

5. 根据过敏反应的治疗原则配合医生治疗:①立即停用致敏物质,撤离过敏原,换未加任何药物的生理盐水,给予肾上腺素肌内注射;②稳定循环,及时静注小剂量肾上腺素,予以儿茶酚胺药治疗低血压;给予快速液体输入,维持有效循环容量;③缓解支气管痉挛(使用沙丁胺醇、氨茶碱),予以静注肾上腺皮质激素(如氢化可的松、地塞米松、甲泼尼龙)减轻炎性反应;④予以抗组胺药(如苯海拉明、雷尼替丁等)作为二线治疗药物。

（四）知识拓展

肾上腺素治疗原则及具体实施办法。

1. 肾上腺素治疗是全身性过敏反应的第一个也是最重要的治疗措施：一旦识别为全身性过敏反应就应当给予肾上腺素，以防进展至危及生命的症状。肾上腺素注射延迟与死亡相关。对于症状或体征符合全身性过敏反应前兆的患者，如果临床高度怀疑全身性过敏反应，即使没有满足正式的诊断标准，也应给予肾上腺素。

2. 肾上腺素的作用机制：用于处理全身性过敏反应的病理生理学改变时，肾上腺素的药理作用优于其他任何药物。该药可减少肥大细胞的介质释放，防止或逆转上、下呼吸道的气流阻塞，以及防止或逆转心血管衰竭。

3. 肾上腺素的用法、用量

（1）肌内注射肾上腺素

① 肌内注射肾上腺素（首选）：在大多数情况下和所有年龄患者中，肌内注射是用肾上腺素治疗全身性过敏反应时初次给药的首选途径。肌内注射相比皮下注射能使血浆和组织肾上腺素浓度增加更快。肌内注射相比静脉推注更快、更安全（发生心血管并发症，如重度高血压和室性心律失常的风险更低）。

② 肌内注射剂量及部位：任何年龄患者的肾上腺素单次推荐剂量均为0.01 mg/kg（最大剂量为0.5 mg），于大腿中部外侧（股外侧肌）肌内注射给药。应采用1 mg/mL肾上腺素制剂，通过1 mL注射器来抽取准确用药剂量。a. 对于体重<10 kg的婴儿，应尽可能给予精确的基于体重的剂量，而非估计剂量。紧急情况下无暇精确剂量时则给予0.1 mg的剂量，即0.1 mL的1 mg/mL溶液；b. 对于体重为10～25 kg的婴儿和儿童，可给药0.15 mg（0.15 mL的1 mg/mL溶液）；c. 对于体重>25 kg但≤50 kg的患者，可给药0.3 mg（0.3 mL的1 mg/mL溶液）；d. 对于体重>50 kg的患者，可给药0.5 mg（0.5 mL的1 mg/mL溶液）。

③ 注射器的选用：使用于成人和儿童的针应该足够长，以穿透股外侧肌上的皮下脂肪组织。然而对于超重或肥胖的患者，也许无法肌内注射药物至大腿内。虽然还没有研究这种情况下肌内注射肾上腺素的最好方法，但我们建议尽可能深地注射到肌肉中。

④ 评估患者对肌内注射肾上腺素的反应：大多数患者对单次肌内注射肾上腺素有反应，尤其是在症状发作后立即给药的情况下。如果无反应或反应不充分，可

每 5~15 min 重复肌内注射肾上腺素,若有临床需要,间隔时间可更短。当需要额外给予肌内注射时,通常需要 1 剂,或罕见情况下需要 2 剂。

⑤ 对于初始肌内注射肾上腺素后持续存在低血压的患者,应给予静脉补液。最好尽早开始准备用于缓慢连续输注的肾上腺素溶液,以便在重复肌内注射肾上腺素和静脉补液无效时立即使用。

(2) 静脉推注肾上腺素

与肌内注射肾上腺素相比,静脉推注会带来显著更多的给药剂量差错和心血管并发症,因此应尽量避免。如果患者对肌内注射尚无反应,则连续缓慢输注较可取。

① 静脉推注应用条件:a. 患者发生或即将发生心血管衰竭且肌内注射肾上腺素和容量复苏无效;b. 尚未准备好肾上腺素输注时。

② 静脉推注肾上腺素剂量及用法:推入 0.05~0.1 mg 肾上腺素溶液,给药过程持续 1~3 min,随后在考虑重复给药之前至少观察 3 min。

③ 评估患者对静脉推注肾上腺素的反应:通常,在单剂注射后可观察到有效反应,从而为准备输注提供了足够时间。如果患者在首剂给药后仍然存在严重低血压,或者心率和血压均无明显改善,则以同样方式给予第 2 剂。

④ 不推荐情况:我们不对婴儿和儿童进行肾上腺素静脉推注,因为关于此方法有效性和安全性的数据很少,用法、用量也不明确。对于初始肌内注射肾上腺素和液体复苏无效的儿童,应通过静脉输注肾上腺素进行治疗。

(3) 静脉输注肾上腺素

① 静脉持续输注指征:数次肌内注射肾上腺素且积极液体复苏治疗无效的患者,其肌肉组织可能没有得到充分的灌注,这种情况最常发生于出现显著低血压或者有症状和体征提示即将休克(头晕、小便失禁和/或大便失禁)的患者。

② 静脉输注肾上腺素溶液配制和应用:a. 对于成人和青少年,采用 1 μg/mL 溶液(1 mg 肾上腺素添加到 1 000 mL 生理盐水袋中);b. 对于已接受大量(4 L 或更多)静脉补液的青少年/成人患者,采用浓度更高(4 μg/mL)的溶液(1 mg 肾上腺素添加到 250 mL 生理盐水袋中)更好;c. 对于婴儿和儿童,为避免过量输注大体积液体,采用浓度更高(10 μg/mL)的溶液(1 mg 肾上腺素添加到 100 mL 生理盐水袋中)更合适。

③ 静脉输注肾上腺素溶液的速率:a. 成人以 0.1 μg/(kg·min) 的速率开始静脉输注肾上腺素,每 2~3 min 增加 0.05 μg/(kg·min),直到血压和灌注改善。每几分钟增加 1 次输注速率,增幅为起始速率的 1/2。在连续无创监测下,逐步调整剂量以对血压产生作用。当血压升高 10%~15% 时,保持此时的输注速率 3~

5 min,观察血压和灌注是否继续改善,然后视情况调整输注速率。如果存在容量超负荷的风险,应及时制备好更高浓度的溶液;②婴儿和儿童采用输液泵时静脉输注肾上腺素的剂量为 $0.1 \sim 1 \ \mu g/(kg \cdot min)$,在行连续心脏监测和频繁无创血压监测的情况下逐步调整剂量以对血压产生作用。

④ 静脉输注肾上腺素给药途径:首选中心静脉通路。若患者无中心静脉导管,可暂时通过位置适当的大口径外周静脉导管输注肾上腺素,直到中心静脉置管完成。在输注过程中应密切监测置管部位,以避免渗出液造成损伤。

4. 不良反应:在所有年龄段的患者中,通过任何途径以治疗剂量给药的肾上腺素都常引起轻度暂时性药理作用,如焦虑、躁动、头痛、头晕、心悸、面色苍白和震颤。罕见情况下,肾上腺素可能导致室性心律失常、心绞痛、心肌梗死、肺水肿、血压突然急剧升高和颅内出血。严重不良反应最常发生在静脉推注之后,特别是在不当注射大剂量肾上腺素后。

二十二、少尿症

少尿是指尿量少于 400 mL/d 或者持续少于 17 mL/h(在最大限度浓缩的条件下,排出的日常含氮废物所需尿量)。当患者接受渗透性利尿剂治疗或患有严重的高糖血症时,尽管排尿多,仍表现为少尿的症状。如果患者已存在肾功能障碍,原尿不能得到有效的浓缩,就需要较高的排尿量以保持内环境的稳定。

(一)观察要点

1. 保持尿管通畅,实时监测尿液颜色、性状、量,并记录。

2. 观察患者生命体征的变化。患者常表现为肾脏低灌注,通过平均动脉压无法估计肾灌注压。

3. 监测血气分析中电解质的变化,如 Na^+、K^+、Cl^- 的变化。

(二)常见原因

少尿的原因可分为以下三类,具体原因见表3-7。

1. 肾前性:低血容量、心脏和心血管功能衰竭、血管阻塞、肾血流改变。

2. 肾性:溶血、横纹肌溶解、肾毒素、血管炎、急性弥漫性肾盂肾炎、肝肾综合征。

3. 肾后性:梗阻、外渗。

表 3-7 少尿的可能原因分析表

类型	可能的原因	具体原因
肾前性	低血容量、心脏和心血管功能衰竭、血管阻塞、肾血流改变	失血、体液丢失、第三间隙隔离、低血压、心肌缺血/梗死、慢性心力衰竭、心脏压塞、急性心脏压塞、心律失常、手术意外、肾动脉栓塞/血栓形成、主动脉夹层动脉瘤
肾性	溶血、横纹肌溶解、肾毒素、血管炎、急性弥漫性肾盂肾炎、肝肾综合征	汞和铅毒性、离子造影剂、严重的输血反应、肌蛋白、血红蛋白、疟疾、直接胆红素、输血和免疫复合物、含氟吸入麻醉药、氨基糖苷类抗生素、两性霉素 B、环孢霉素 A、顺铂、造影染料、低分子量右旋糖苷、系统性红斑狼疮、脓毒血症、过敏反应、淀粉样变性、肝功能衰竭、创伤、肌肉损伤、心脏病发作、恶性高热、动脉周围炎、结石、赘生物
肾后性	梗阻、外渗	导管阻塞/断裂、尿路操作、肾静脉血栓形成、良性前列腺肥大、手术创伤、膀胱过度充盈/撕裂

（三）护理要点

1. 保持导尿管通畅，避免导尿管堵塞或扭曲。

（1）留置导尿发生引流不畅的原因包括水囊/气囊破损、导尿管移位、导尿管阻塞、引流袋的高度差太小。

（2）若引流袋内尿量少，但触诊膀胱充盈或无法判断，可协助医生行床旁 B 超检查，探查膀胱内尿量。

（3）导尿管阻塞，用的冲管方法：①一般可以选用 0.9% 生理盐水冲洗导尿管；②先消毒尿管近端 4～6 cm，将尿管送入 4～6 cm 后，再消毒尿管与引流袋连接处；③连接无菌生理盐水的注射器，脉冲式将 10～15 mL 生理盐水推进尿管，并快速将尿液抽出，反复数次，如无法冲开则不必冲洗，更换尿管即可；④一定要注意无菌操作，避免发生逆行感染。

（4）必要时可拔出导尿管重新留置。

2. 正确测量和记录尿量，为恢复期治疗提供参考。

3. 评估少尿的原因，进行心电监测和电解质监测，遵医嘱纠正电解质紊乱。若少尿持续存在，可对患者进行 CVP 测定，或监测其平均动脉压变化，以指导进一步的液体治疗。

4. 若怀疑低血容量，遵医嘱进行快速补液试验。若在血容量充足的状态下仍持续少尿，可使用利尿药物增加尿量；长时间接受利尿药治疗的患者在术后可能需用利尿药以维持尿量。

5. 对于给予利尿药的患者应注意观察其用药后反应，尤其是尿量变化，如用药后仍无尿液，应注意排查病因，避免不可逆性肾损害出现。

第二节　神经阻滞麻醉常见并发症及护理

随着超声可视化技术的普及，外周神经阻滞技术应用日益广泛，而与之相关的各类并发症也随之增加。这些并发症的早期预防、及时发现和有效处置可大大改善临床预后。外周神经阻滞是较为安全的临床技术，整体并发症的发生率很低，约为0.05%，主要包括局麻药毒性反应、神经损伤、局部血肿、各部位神经阻滞并发症等，本节主要介绍前两项。

一、局麻药全身毒性反应

局麻药全身毒性反应(LAST)是指血液中局麻药的浓度超过机体的耐受程度而引起中枢神经系统(CNS)和心血管系统(CVS)出现各种兴奋或抑制的临床症状。即引起中枢神经中毒例如口舌发麻、头痛头晕、耳鸣等，且多伴有血压骤升、心率增快或者惊厥的中毒反应。

(一)常见原因

局麻药所用浓度及剂量过大、注药速度过快、药液误入血管或注入血管丰富部位致吸收过快、病人体质差、药物在体内转化降解减慢而蓄积，均可使单位时间内血中局麻药浓度超过机体耐受程度。一旦血内局麻药浓度骤然升高，可引起一系列的毒性症状。

(二)观察要点

1. 中枢神经毒性反应

局麻药毒性症状按其轻重程度依次为：舌和唇麻木、头痛头晕、耳鸣、视力模糊、注视困难或眼球震颤、语言不清、肌肉抽搐、语无伦次、意识不清、惊厥(局麻药引起的惊厥系全身性强直阵挛性惊厥)、发绀、心率及血压下降、心律失常、昏迷、呼吸心跳停止等。

2. 高敏反应

应用小剂量或远低于常用量的局麻药即发生毒性反应者，应考虑为高敏反应，与个体对局麻药的耐受性差异有关。高敏反应较为强烈,有时甚至危及生命。

3. 过敏反应(变态反应)

临床表现有荨麻疹、气道水肿、支气管痉挛、呼吸困难、发绀、过敏性休克等。酯类局麻药引起过敏反应远比酰胺类多见,同类局麻药因结构相似,可能出现交叉性过敏反应。

（三）护理要点

1. 局麻药的不良反应主要是全身毒性反应,其预防措施如下

（1）识别高风险人群,如低肌肉量者、心脏病患者、肝功能不全患者、代谢性疾病患者、中枢神经系统疾病患者等。

（2）尽可能应用最低有效浓度的局麻药,切勿超过限量。

（3）注意术前用药的不利影响。

（4）如无禁忌证(高血压、心脏病、甲亢、待产妇、6 岁以内小儿以及应用三环抗抑郁药者),局麻药液应加入少量肾上腺素(肾上腺素与局麻药比例为 1：20 万)。

（5）避免几种局麻药混合应用。

（6）注药前做抽吸试验,以免注入血管内。

（7）注药过程中如患者出现兴奋多言、头晕目眩、耳鸣舌麻等早期毒性反应症状,应暂停注药。

2. 一旦发生全身毒性反应,立即对症处理

（1）立即停止局麻药的应用。

（2）予以吸氧;对于呼吸抑制者,辅助或控制呼吸。

（3）开放静脉液路,维持血流动力学稳定。

（4）轻度兴奋者,可静脉注射咪达唑仑 0.05～0.1 mg/kg,或地西泮 0.1～0.2 mg/kg;惊厥发生时应静脉注射丙泊酚或硫喷妥钠;频繁抽搐难以用上述药物控制时,可静脉注射琥珀胆碱,给予肌肉松弛药同时行人工呼吸。

（5）血压下降时给予升压药(多巴胺或麻黄碱 5～10 mg 静脉注射)。

（6）心律失常、心率缓慢者静脉注射阿托品 0.5 mg。

（7）对心搏骤停者立即做胸外按压及人工呼吸。

（8）加快输液速度,使用利尿剂以加快药物的代谢。

（9）反应特别严重者可考虑换血疗法。

（10）发生躁动或惊厥时,保护患者免遭意外损伤。

3. 高敏反应处理同局麻药的毒性反应

4. 过敏反应处理原则

（1）使用抗过敏和解除支气管痉挛的药物如抗组胺药、肾上腺素（有禁忌证时不用）、糖皮质激素、氨茶碱等。

（2）加压给氧，辅助呼吸。严重声门水肿时应做气管切开。

（3）循环支持，开放静脉液路，维持血流动力学稳定。

（4）对心搏骤停者立即做心肺复苏。

二、神经损伤

神经损伤多表现为阻滞区域感觉异常或肌力减弱，多数短时期内可恢复。短暂性神经功能损伤的发生率约为 8.2%～15%，而长期或永久性神经损伤的发生率极低。目前临床应用局麻药的单次神经阻滞作用时间一般不会超过 24 h，如果阻滞区域感觉或/和运动异常超出局麻药作用时间，可考虑外周神经阻滞后神经损伤。神经损伤症状和持续时间与损伤程度相关：损伤较轻者，其阻滞区域感觉异常或肌力减弱多在 2 周内恢复；损伤较重者可有长期或永久的神经功能障碍。

（一）常见原因

1. 患者因素

（1）神经解剖和结构改变或神经病变。

（2）常见的潜在周围神经病变（如椎管狭窄或椎管内肿块、运动疾病、创伤等）患者。

2. 麻醉相关因素

（1）机械性损伤（创伤性）：穿刺针尖与神经直接接触、注药压力过高、外科手术操作、患者体位摆放不当导致的神经受到牵拉和压迫以及止血带的局部压迫等，均是长时间神经传导障碍的重要原因，严重者可发生轴突局灶性脱髓鞘改变。

（2）血管性损伤（缺血性）：外周神经有双重血供，即神经鞘内固有血管和神经外血管，为末梢动脉。各种原因导致的神经血供减少时就可能引起神经缺血性损伤，同时局部水肿或者血肿对神经可以产生压迫作用而进一步加重神经缺血。术前有弥漫性微血管硬化、术中神经牵拉、创伤、炎症、出血、压迫和缺血等的患者是发生神经缺血性损伤的危险人群。

（3）化学性损伤（神经毒性）：局麻药物或其佐剂都具有浓度/时间依赖性神经毒性与细胞毒性效应，高浓度的局麻药物与长时间的连续阻滞均可导致神经细胞损伤、髓鞘结构破坏和神经结缔组织急性炎症反应或慢性纤维化。

（4）炎症性损伤：靠近或远离穿刺的部位，均可出现外周神经的非特异性炎症。炎性损伤、神经与周围组织粘连、增厚、血管改变以及瘢痕形成是影响神经功能的重要原因。

（二）观察要点

1. 神经损伤表现为疼痛、感觉异常（如麻木、无力、功能丧失）。
2. 周围神经损伤，如四肢、躯体神经损伤，可出现麻木、肌肉无力、功能改变、手抖。
3. 不同部位神经损伤表现不同，有感觉、运动及其他各种功能缺失表现。
4. 神经后遗症的症状持续时间从几天到一年以上。

（三）护理要点

1. 配合麻醉医生实施超声引导神经阻滞时，预防神经损伤的措施

（1）实施操作前仔细询问病史，评估患者意识及精神状态。对已有弥漫性神经病变或者亚临床表现的患者，应汇报医生，尽量避免实施神经阻滞，确因病情需要时应权衡利弊，签署知情同意书。

（2）尽量避免深度镇静下实施神经阻滞，使患者保留一定的沟通能力。

（3）不建议使用传统盲探异感法行神经阻滞。

（4）避免使用长斜面穿刺针，应使用短斜面穿刺针穿刺。

（5）超声引导神经阻滞时，尽量清楚显示针尖与目标神经的位置关系，可避免神经内穿刺注射。

（6）超声联合神经刺激器穿刺时，避免在电流阈值小于 $0.2\,mA$ 仍有相应肌肉收缩时进针和给药。

（7）当穿刺、注药时患者出现异感、疼痛或出现阻力过大时应立即停止进针或注药。

（8）避免使用较大容量注射器进行注药，以免压力反馈错误导致压力性神经损伤。

（9）推荐"水分离""水定位"技术，避免穿刺针与神经直接接触。

（10）选择最低有效浓度和剂量的局麻药，慎用局麻药佐剂。

（11）合理摆放手术体位，特别是对于肥胖患者和消瘦患者要避免体位相关性神经压迫损伤，上肢外展不要超过 90°，肘部垫保护垫避免局部压迫，正确使用止血带或加压包扎。

（12）术后随访以早期发现可能出现的神经损伤，并做好记录以应对可能出现

的纠纷。

2. 发生神经损伤后的处理措施

（1）神经康复理疗。

（2）遵医嘱使用 B 族维生素等营养神经的药物。

第三节　椎管内麻醉常见并发症及护理

椎管内麻醉(neuraxial anesthesia，NA)包括腰麻、硬膜外麻醉和脊麻-硬膜外联合阻滞(combined spinal-epidural，CSE)，最常用于下腹部和下肢手术。椎管内阻滞并发症指椎管内注射麻醉药及相关药物所引起的生理反应、毒性作用以及技术操作给机体带来的不良影响。可分为三类：椎管内阻滞相关并发症、药物毒性相关并发症和穿刺与置管相关并发症。

一、椎管内阻滞相关并发症

椎管内阻滞相关并发症包括低血压和心动过缓、呼吸抑制、全脊髓麻醉、异常广泛神经阻滞、恶心呕吐、尿潴留。

（一）观察要点

1. 严密观察患者血压和心率，收缩压低于 90 mmHg，或收缩压(或平均动脉压)的下降幅度超过基础值的 25％可诊断为低血压。心动过缓一般指心率低于 50 次/min。血压下降多数于注药后 15～30 min 发生，同时伴心率缓慢，严重者可因脑供血不足而出现恶心呕吐、面色苍白、躁动不安等症状。

2. 观察患者的 SpO_2 值是否下降，评估患者是否出现胸闷、呼吸费力、咳嗽无力、不能发声，甚至发绀等症状。

3. 观察患者意识、瞳孔、肌力等。全脊髓麻醉临床表现为全部脊神经支配的区域均无痛觉、低血压、意识丧失及呼吸停止。若处理不及时可能发生心脏骤停。异常广泛阻滞并非全脊麻，阻滞范围虽广，但仍为节段性。其临床特点为缓慢发生，前驱症状为胸闷、呼吸困难、说话无力及烦躁不安，继而发展为通气严重不足，甚至呼吸停止，血压可大幅下降或变化不明显。

4. 观察患者有无恶心、呕吐症状，一旦出现恶心、呕吐，应首先检查是否有麻醉平面过高及血压下降，并采取相应治疗措施。

5. 听取患者主诉,评估有无尿潴留的症状。

（二）护理要点

1. 血压和心动过缓

（1）对施行剖宫产的患者常规摆放左侧倾斜30°体位。

（2）遵医嘱予以患者吸氧、抬高双下肢、加快输液纠正低血容量等。

（3）遵医嘱给予相应药物治疗。如出现中至重度或迅速进展的低血压,静注麻黄碱;如出现严重的心动过缓,静注阿托品,如无反应立即静注小剂量(5～10 μg)肾上腺素,一旦发生心跳骤停应立即施行心肺复苏。

2. 呼吸抑制

（1）吸氧,提高吸入氧浓度,确保充分给氧,直至肋间肌张力恢复为止。

（2）患者出现呼吸困难伴有低氧血症、高碳酸血症,应采取面罩辅助通气,必要时建立人工气道,机械通气。

3. 全脊髓麻醉

（1）配合医生建立人工气道和行人工通气。

（2）静脉输液,使用血管活性药维持循环稳定。

（3）如发生心搏骤停,应立即施行心肺复苏。

（4）对患者进行严密监测直至神经阻滞症状消失。

4. 异常广泛神经阻滞

护理要点同全脊髓麻醉,即严密监测,注意维持呼吸和循环功能稳定,直至阻滞作用完全消退。

5. 恶心呕吐

（1）一旦出现恶心呕吐,立即给予吸氧,嘱患者深呼吸,并将头转向一侧以防误吸。

（2）暂停手术以减少迷走刺激,或施行内脏神经阻滞。

（3）遵医嘱给予药物治疗。高平面阻滞所致的恶心呕吐,应用麻黄碱或阿托品;术后恶心呕吐,应用地塞米松和氟哌利多和 5-HT$_3$ 受体阻滞药。

6. 尿潴留

（1）围手术期未放置导尿管的患者,尽量控制静脉输液量。

（2）配合医生监测膀胱充盈情况。

（3）可行膀胱区热敷、按摩,必要时放置导尿管。

二、药物毒性相关并发症

药物毒性包括局麻药、辅助用药和药物添加剂的毒性,其中局麻药的毒性包括全身毒性反应(即局麻药通过血管到达中枢神经系统和心血管系统,引起各种生理功能的紊乱)和神经毒性反应(即局麻药与神经组织直接接触引起的毒性反应)。

(一)观察要点

1. 中枢神经系统表现为初期的兴奋相和终末的抑制相,如患者不安、焦虑、感觉异常、耳鸣和口周麻木,进而出现面肌痉挛、全身抽搐,甚至昏迷和呼吸、心跳停止。

2. 心血管系统表现:初期为心动过速和高血压,晚期严重时为心律失常、低血压和心肌收缩功能抑制。

3. 神经毒性表现:如马尾综合征表现,出现不同程度的大便失禁及尿道括约肌麻痹、会阴部感觉缺失和下肢运动功能减弱。

(二)护理要点

1. 应严密监测以利于早期发现局麻药中毒的症状和体征。

2. 如出现惊厥,则重点是采用呼吸和循环支持手段保证患者安全,保持气道通畅和吸氧;如果惊厥持续存在,可遵医嘱静脉给予控制惊厥药,如硫喷妥钠、咪达唑仑或丙泊酚等,必要时进行气管内插管。

3. 如低血压,可采用静脉输液和血管收缩药,如去氧肾上腺素或去甲肾上腺素。

4. 如果发生心搏骤停,则立即进行心肺复苏。

5. 脂肪乳剂对布比卡因心血管毒性治疗有效。

6. 对于马尾综合征,早期可采用大剂量激素、脱水剂、利尿剂、营养神经药物等,后期可采用高压氧治疗、理疗、针灸、功能锻炼等。

三、穿刺与置管相关并发症

穿刺与置管相关并发症包括椎管内血肿、出血、感染、硬脊膜穿破后头痛、神经机械性损伤、脊髓缺血性损伤和脊髓前动脉综合征、导管打折或打结。本部分主要介绍硬脊膜穿破后头痛的护理常规。头痛是蛛网膜下隙神经阻滞(腰麻)后最常见的并发症。腰麻后头痛的原因主要系脑脊液经穿刺孔漏出,引起颅内压降低和颅内血管扩张。

（一）观察要点

1. 严密观察患者生命体征，关注其主观感受，观察其意识状态。

2. 观察临床症状，在坐起或站立后 15 min 内头痛加重，在平卧后 30 min 内头痛减轻或消失，症状严重者平卧时亦感到头痛，转动头颈部时疼痛加剧。

3. 头痛通常发生在额部和枕部，或两部位兼有，极少累及颞部。

4. 可能伴随其他症状，如恶心、呕吐、头晕、耳鸣、颈僵硬、视觉改变和听力损失。

（二）护理要点

1. 患者麻醉手术后取仰卧位，不抬头、不下地活动 3 d 以上。

2. 轻至中度头痛的患者，除卧床休息，注意补液和口服镇痛药治疗，有些患者无须特殊处理，头痛能自行缓解。

2. 中至重度头痛等待自行缓解的病例，需给予药物治疗。

3. 硬膜外腔充填法适用于症状严重且难以缓解的病例。通过硬膜外充填血以封堵脊膜的穿刺孔，可防止脑脊液外漏，但有局部粘连等并发症，临床已少用此法。

4. 患者术后早期活动时，嘱其动作不宜剧烈，速度不宜过快。

5. 如有必要，遵医嘱给予镇静、镇痛药。

6. 针刺太阳、印堂、风池等穴位可缓解头痛。

7. 注意观察穿刺部位有无渗血。

第四章

麻醉恢复室的安全管理

第一节 压力性损伤的预防及护理

2016 年美国国家压疮咨询委员会(NPIAP)将压疮更名为压力性损伤(pressure injury, PI),是指发生在皮肤和/或皮下软组织的局限性损伤,通常发生在骨隆突处或皮肤与医疗设备接触处。

手术后患者出现压力性损伤的风险因素可分为患者自身原因和手术相关因素两类,自身原因包括年龄>70 岁,体重>75 kg 或极度消瘦,自身疾病中存在低蛋白血症、严重营养不良、恶性肿瘤、糖尿病等。手术相关因素包括麻醉状态、体位固定不变、手术时较长、体温、皮肤潮湿、灌注和循环缺陷、医疗器械相关性压力性损伤等。患者入麻醉恢复室,根据 Braden 评分表评估,大部分麻醉状态中的插管患者评分均为 10 分,为发生压力性损伤的高危人群。

一、麻醉恢复室压力性损伤的预防

1. 风险评估

预防压力性损伤的第一步是使用压力性损伤危险评估工具识别危险人群,判断危险程度和识别危险因素。

(1)评估工具:Braden 评分表(表 4-1)。

(2)评估时机:手术结束后入麻醉恢复室、麻醉清醒拔管后。

(3)潜在风险因素:

① 年龄、手术时间长、特殊体位、再灌注和循环缺陷、术前已存在压力性损伤、截瘫或全瘫、医疗器械相关性压力性损伤等。

② 医护人员对术后患者压力性损伤的风险评估、观察及处理欠缺。

（4）根据体位进行全身皮肤的评估，包括：

① 仰卧位：枕骨粗隆、肩胛部、肘部、脊椎体隆突处、骶骨、足跟。

② 俯卧位：耳部、颊部、锁骨、肩部、女性乳房、男性生殖器、髂嵴、膝部、足趾。

③ 侧卧位：耳部、肩峰、肋部、髋部、膝内外侧、内外踝。

④ 半卧位：枕骨粗隆、肩胛部、骶尾部、坐骨结节、足跟。

⑤ 器械相关压力性损伤多发生在头面部

表 4-1　Braden 评分量表

评分内容	评估计分标准			评分
	2 分	3 分	4 分	
1. 感觉	完全受损	大部分受损	轻度受损	无受损	
2. 湿度	持续潮湿	经常潮湿	偶尔潮湿	很少潮湿	
3. 运动量	卧床	坐位	偶尔行走	经常行走	
4. 控制力	完全不自主	非常受限	轻微受限	不受限	
5. 营养	非常缺乏	可能缺乏	充足	营养丰富	
6. 摩擦和剪切力	有问题	有潜在的问题		无明显问题	

Braden 压疮评分表分级：轻度危险(15～16 分)，中度危险(13～14 分)，高度危险(≤12 分)。

2. 风险预防

（1）减少摩擦力和剪切力

① 移动患者时正确使用移动技巧，避免拖、拉、拽等动作。

② 半坐卧位床头摇起≤30°，侧卧位床头摇起≤30°，特殊情况除外。

（2）局部减压

① 麻醉恢复室由于床具窄小而不适合定时翻身，有增加坠床的风险。可进行频繁、较小幅度的体位变动。更换体位后，应检查身体受压面的皮肤情况，避免受压发红处皮肤再次受压。

② 麻醉恢复室一般采用减压装置（如皮肤保护膜、充气垫、水垫、凝胶垫）来预防压力性损伤发生。在骨隆突、足跟和摩擦受力点处覆盖保护膜，定时观察皮肤情况。

③ 四肢受压处可用软垫抬高悬空以避免受压，注意保持肢体功能位。

④ 正面受压处可通过移除压力源来减轻局部压力。

（3）皮肤保护：

① 仔细检查入麻醉恢复室患者皮肤情况，特别是受压部位，做好评估和交

接班。

② 注意关注未留置导尿的患者的膀胱充盈情况,如有失禁及时清理尿液。及时清理大便失禁患者的粪便,并为其更换床单元和衣裤。

③ 保持皮肤清洁干燥,受刺激物浸润区域使用皮肤保护物。

④ 感觉功能障碍的患者严禁使用热水袋或冰袋,防止烫伤或冻伤。

(4) 微环境干预:微环境是指皮肤和支撑面接触的环境,通常指两者接触面的温度和湿度。保持正常温湿度能够有效降低皮肤受损的风险。

(5) 医疗器械性压力性损伤预防:应仔细检查入麻醉恢复室患者的皮肤与医疗器械的接触面,梳理导线、管路,管路可采取"高举平台法"固定管理,避免其直接接触并压迫皮肤。

二、复苏室压力性损伤的护理

1. 1 期压力性损伤

(1) 表现:局部组织表皮完整,出现非苍白性发红,指压时红斑不会消失。

(2) 护理:避免受压,加强观察皮肤变化,避免发红区持续受压与潮湿造成皮肤浸润,发红区皮肤不可加压摩擦。为减小局部摩擦力,可使用敷料覆盖或用液体敷料涂抹骨隆突处予以保护。

2. 2 期压力性损伤

(1) 表现:部分真皮层缺失,伤口床有活力,基底面是粉红色或红色,湿润,可能会呈现完整或破损的血清性水疱,但不会暴露脂肪层和更深的组织,无肉芽组织、腐肉和焦痂。

(2) 护理:出现水疱时,小水疱以观察为主,水疱直径≥5 mm 时可使用消毒后的 1 mL 注射器在边缘处抽吸水疱,同时根据伤口渗液的量合理选择敷料,掌握更换频率,避免伤口受压,防止压力性损伤再度发生。

3. 3 期压力性损伤

(1) 表现:全层皮肤缺损,可见皮下脂肪组织、肉芽组织和伤口边缘内卷现象,腐肉和(或)焦痂可能存在。可能会出现潜行和窦道。如果腐肉或焦痂掩盖了组织缺损程度,即出现不明确分期压力性损伤。

(2) 护理:①加强观察;②根据伤口组织类型选择正确的方法清除失活组织;③评估伤口是否存在感染,使用局部和全身治疗的方法管理细菌负荷;④管理伤口渗液,根据渗液的量和性状选择合适的敷料,确定更换频率;⑤可使用湿性敷料或生长因子等促进肉芽组织的生长和上皮细胞的移行。

4. 4 期压力性损伤

（1）表现：全层皮肤和组织损伤，伤口暴露筋膜、肌肉、肌腱、韧带、软骨或骨溃疡，伤口床可见腐肉和/或焦痂。常常会出现伤口边缘内卷、窦道和/或潜行。如果腐肉或焦痂掩盖了组织缺损程度，即出现不明确分期压力性损伤。

（2）护理：①加强观察；②根据伤口组织类型选择正确的方法清除失活组织；③评估伤口是否存在感染，使用局部和全身治疗的方法管理细菌负荷；④管理伤口渗液，根据渗液的量和性状选择合适的敷料，确定更换频率；⑤可使用湿性敷料或生长因子等促进肉芽组织的生长和上皮细胞的移行。

5. 不明确分期压力性损伤

（1）表现：全层皮肤和组织缺失，由于被腐肉和/焦痂掩盖，不能确认组织缺失的程度。只有去除足够的腐肉和/或焦痂，才能判断损伤是 3 期还是 4 期。

（2）护理：只有腐痂或痂皮充分去除，才能确定真正的深度和分期。缺血肢端、踝部或足部有稳定性焦痂（表现为干燥、紧密粘附、完整无红斑和波动感），可以作为身体自然的（或生物学的）屏障，不应去除。

6. 深部组织压力性损伤

（1）表现：完整或损伤的局部皮肤出现持续的指压不变白的深红色、褐红色或紫色，或表皮分离呈现黑色的伤口床或充血性水疱。在发生颜色改变前往往会有疼痛和温度变化。

（2）护理：解除局部的压力与剪切力，努力减少摩擦力，密切观察局部皮肤的颜色变化，如进一步发展成焦痂覆盖，予以清创处理。如果确定为可疑深部组织损伤，须在完成清创后才能准确分期。

7. 医疗器械相关压力性损伤

（1）表现：是指使用用于诊断或治疗的医疗器械而导致的压力性损伤，损伤部位形状通常与医疗器械形状一致。

（2）护理：①临床治疗条件允许的情况下，去掉引起或可能引起压力性损伤的医疗器械；②保持医疗器械下皮肤的清洁干燥；③根据损伤程度选择合适的敷料处理伤口或进行皮肤保护；④重新放置医疗器械，使压力重新分布，严密观察医疗器械与皮肤的接触面，加强交接班。

8. 黏膜压力性损伤

（1）护理：医疗设备使用在黏膜局部造成的局部损伤。由于这些损伤组织的解剖结构较为特殊，这一类损伤无法进行分期。

（2）护理：①根据损伤程度使用合适的敷料保护黏膜损伤处；②经常更换医疗

设备与黏膜接触的位置;③严密观察医疗设备与黏膜接触面,加强交接班。

第二节　坠床的预防及处理

一、麻醉恢复室坠床的预防

(一)风险评估

1. 评估时机

患者麻醉清醒后、患者转运过程中、患者转换床过程中。

2. 术后潜在风险因素

(1)患者自身因素

① 婴幼儿患者:缺乏自我保护能力,对医护人员有恐惧心理,躁动不安,依从性差。

② 年老体弱患者:对险情反应迟钝,生理性姿势控制力降低,使姿势更加倾斜,平衡失调,肢体协调功能减弱。

③ 自我评价能力过高:缺乏安全意识(尤其是活动能力较好的患者),不愿接受被照顾的角色。

④ 中枢神经系统疾病:如癫痫、精神病史、颅脑损伤等出现意识障碍,缺乏自控使患者存在潜在坠床风险。

(2)转运过程中的风险

① 转运人员缺乏正规培训,没有安全意识,技术不娴熟。

② 转运患者未按规范化流程操作,如转运前未做好检查、床档未及时拉起、约束不当、病人换床过程中转运推车未处于刹车状态等。

③ 转运推床疏于保养造成部件损坏,未及时发现。

(3)环境因素:转运推床一般都较狭窄,患者不适应。运送通道不通畅或有较大的斜坡,以及地面湿滑运送过程中打滑,均增加了运行过程中出现坠床的风险。

(4)麻醉因素:患者麻醉恢复期存在躁动,谵妄。当患者感觉恢复而意识尚未完全恢复时,任何疼痛或不适均可引起患者反射性对抗,表现为躁动、多动、谵妄,甚至从床上坐起。如疏于对麻醉未完全清醒患者的照顾,极易造成患者坠床。

（5）医护人员风险意识匮乏

① 医护人员对患者坠床的危险因素认识不足,评估不到位,工作中操作流程不规范。

② 巡视不足,疏于对患者的观察和细节检查。未及时悬挂警示标牌,未做到重点交接班。

③ 健康教育不完善:对于清醒患者,医护人员没有做好有效沟通和健康教育。尤其是存在语言交流障碍和文化程度低的患者,环境适应能力差,易产生焦虑、不安情绪,不配合术后护理,从而引发人为的不安全因素。

（二）风险预防

1. 术后患者入麻醉恢复室至转运回病房过程中,床位均应做好躯体保护性约束。

2. 复苏和转运期间做好严密监护和观察,及时发现患者异常表现。

3. 加强清醒后患者的健康教育,做好沟通,取得患者配合,保障术后安全。

4. 对婴幼儿及高龄、有精神疾患史、意识障碍等的特殊患者要做好交接,悬挂高危警示牌,重点交接。

5. 加强对医护人员的职业道德教育和风险意识培训,强化其专业技能及实践操作能力,为降低跌倒坠床率提供可靠性保障。

6. 加强医护人员对于患者主诉的重视,将主诉及时反馈给医生,做好解释处理工作,防止人为增加坠床的风险因素。

7. 规范和完善转运流程,做好转运人员的培训和考核工作。

8. 转运推床定时检查,定期维护,记录备案,责任到人。

9. 规划患者转运路径,排除路径障碍,杜绝环境风险因素造成的意外。

二、麻醉恢复室坠床的处理

1. 患者发生坠床,应立即查看,并对患者的情况做初步判断及应急处理,安抚清醒患者。

2. 监测患者心率、血压、呼吸,判断患者意识等;立即通知麻醉恢复室麻醉医生,必要时通知护士长、科室主任。

3. 协助医生进行检查,为医生提供信息,可协助病情平稳的患者移至病床,必要时遵医嘱采取急救措施。

4. 对于烦躁不安的患者,及时加用护栏和约束带,必要时遵医嘱使用镇痛镇静药物。

5. 根据患者病情变化决定是否行相关检查和会诊,做好相应的护理工作。

6. 安抚患者,严密观察病情并及时记录,按需治疗,沟通注意事项。

7. 做好交接班。

8. 及时上报"跌倒事件上报单"。

三、转运过程中坠床的处理

1. 患者转运过程中突发坠床。

2. 立即联系医生,给予紧急救治,寻求周围同事的帮助。

3. 密切观察患者生命体征和病情变化,做好记录,并进行相应检查。

4. 必要时遵医嘱将患者送至最近的医疗单元进行救治。

5. 及时通知接收的医疗单元做好救治准备工作。

6. 汇报护士长、科主任,必要时报告医务处、护理部,晚夜间、节假日汇报医疗总值班、护理总值班和行政总值班共同协调处理。

7. 安抚病人及家属,做好沟通,钝化矛盾。

8. 严格交接班,做好记录。

9. 及时上报"跌倒事件上报单"。

第三节　非计划拔管的预防及处理

非计划拔管(UEX):又称意外拔管,指病人有意造成或任何意外所致的拔管,即非医务人员计划范围内的拔管。通常包含以下情况:①未经医护人员同意,病人自行拔出导管;②各种原因导致的导管滑脱;③因导管质量问题及导管堵塞等情况需要提前拔除导管。

一、麻醉恢复室非计划拔管预防

评估管道,主要包括气管插管(气管切开)、动脉置管、深静脉管路、透析管路、各类引流管、造瘘管、鼻胃肠管、导尿管等。

1. 风险评估

(1) 评估工具:《住院患者非计划拔管风险评估量表》(表 4-2)。

（2）评估时机：患者入麻醉恢复室、麻醉清醒后、患者出麻醉恢复室。

（3）术后潜在风险因素：

① 患者高龄、烦躁不安、异常言语及行为举动、术前存在精神疾病史。

② 安全警示标识不明显、管道固定不规范及无效的约束固定方法。

表 4-2　住院患者非计划拔管风险评估量表

维　　度		条　　目	评估分值	得分
神志、意识及精神状态	实施镇静剂的患者	镇静状态：RASS 评分-4～-3 分	0	
		镇静状态：RASS 评分-2～0 分	1	
		镇静状态：RASS 评分 1～2 分	2	
		镇静状态：RASS 评分 3～4 分	3	
	未实施镇静或不适用 RASS 评分的患者	意识清楚，情绪稳定或平静/昏迷且对外界刺激无反应	0	
		意识清楚，情绪烦躁或易激惹、兴奋或欣快	3	
		意识清楚，情绪悲观或拒绝治疗	3	
		意识模糊或谵妄，精神狂躁或抑郁	3	
		嗜睡、昏睡或痴呆	2	
		昏迷且躁动、出现无指令性动作	3	
舒适度		疼痛：NRS 评分≥7 分/CPOT 评分≥3 分/严重不适，无法耐受导管留置，意图拔管	3	
		疼痛：NRS 评分≥4 分/CPOT 评分 2 分/频感不适，意图拔管	2	
		疼痛：NRS 评分 1～3 分/CPO 评分 1 分/偶有不舒适主诉，可耐受导管留置	1	
		无疼痛或不适主诉（含昏迷或镇静）/CPOT 评分 0 分	0	
沟通合作		患者或陪护人员完全理解并配合	0	
		患者或陪护人员部分理解与配合	1	
		患者或陪护人员不理解或拒绝配合	3	

续表

维　度	条　目	评估分值	得分
行为活动	肌力≤2级	0	
	肌力＞2级,无拔管史	1	
	肌力＞2级,有拔管史 (有意识或无意识自行拔出导管)	2	
导管留置	留置导管数量≤2	1	
	留置导管数量＞2	2	
导管固定 (多根导管不累计, 取最高分值)	使用胶布/贴膜固定或系带固定	3	
	使用胶布＋贴膜固定或系带＋胶布/贴膜 固定	2	
	缝线固定、固定器固定或水囊(气囊)固定	1	
总分		16	

填表说明:
1. 适用于所有留置导管的患者。
2. 首次评估:入院后 2 h 内完成,如遇急诊手术等特殊情况,术后 2 h 内及时完成评估;入院时无导管的患者,应在留置导管 2 h 内完成首次评估。
3. 评分≥6 分属于存在拔管风险,应根据要求实施相应的预防措施,包括约束、镇痛镇静等,加强观察与监测。
4. 评分≥6 分原则上每日评估 1 次(白班完成)。
5. 突发意识改变等病情变化时、调整镇痛镇静方案时再次评估。

2. 风险预防

(1) 管道管理

① 妥善固定,使用高举平台法,必要时行二次固定,定时检查管道情况。

② 较长的管道应注意观察有无扭曲缠绕现象,摆放时顺应管道弧度放置在安全位置,避免管道牵扯、打折和受压。

③ 患者翻身、搬动、转运过程中应保护各管道,防止其滑脱、折断或受污染。

④ 定时挤压,保持引流通畅,防止管道堵塞导致拔管,观察引流管是否因质量问题而脱出、滑落。

(2) 患者管理

① 入麻醉恢复室患者均应根据《住院患者非计划拔管风险评估量表》进行评估。

② 重点关注烦躁不安、配合度低、有拔管倾向、高龄、言语及行为举动异常及

有精神疾病史的患者。

③ 可遵医嘱给予适当镇痛、镇静,必要时使用保护性约束,注意选择正确有效的约束方式和方法,放松约束期间应有专人守护,防止患者自行拔管。

（3）医护人员培训

① 加强医护人员对非计划拔管的教育培训工作,提高医护人员对非计划拔管的预见性、重视性和警觉性。

② 加强规范化操作,进行相关培训及考核,杜绝因护理操作不当增加非意外拔管的风险。

③ 加强医务人员交接班,对非计划拔管的高危患者悬挂警示标牌,重点交接,做好风险因素防控工作。

④ 做好健康宣教:向清醒患者反复强调置管的目的、意义、重要性及保护方法,以取得理解。重视患者的主诉并及时反馈给医生,做好解释处理工作,防止发生非计划拔管。

二、麻醉恢复室非计划拔管的处理

（一）常规导管非计划拔管的处理

1. 患者发生管道脱落,立即查看患者,评估管道种类及风险,观察有无出血或渗血,对患者的情况做初步判断及应急处理,对清醒患者询问管路脱落原因,安抚患者。

2. 监测患者心率、血压、呼吸,判断患者意识等;立即通知复苏室麻醉医生、手术医生,必要时通知护士长、科室主任。

3. 协助医生进行检查,为医生提供信息,遵医嘱采取必要的急救措施。

4. 对于烦躁不安患者,及时加用护栏和约束带,必要时遵医嘱使用镇痛镇静药物。

5. 根据患者病情变化遵医嘱进行必要的检查及治疗,做好相应的护理工作。

6. 安抚患者,再次向患者做预防非计划性拔管宣教指导,避免医患冲突。

7. 严密观察患者病情变化并及时记录,做好交接。

8. 及时上报不良事件。

（二）特殊导管非计划拔管的处理

1. 气管插管患者非计划拔管紧急处理流程

（1）发现患者意外拔管，应立即通知医生。

（2）立即评估患者病情，密切观察其生命体征和血氧饱和度的变化。

（3）如患者自主呼吸强、血氧饱和度良好，给予高流量吸氧，安慰患者，指导患者呼吸。

（4）如患者呼吸急促、血氧饱和度明显下降、情绪激动、烦躁不安，应立即给予简易呼吸器加压给氧，并开放气道。重新置管，使用呼吸机或使用无创呼吸机辅助通气。

（5）按医嘱进行处理，做好记录。

（6）上报护理不良事件（非计划拔管）。

（7）严格交接班。

2. 胸腔闭式引流管非计划拔管紧急处理流程

（1）发现胸管脱落，应立即采取紧急处理措施，同时请求他人汇报医生。

（2）紧急处理

① 从接口处脱落：将近端胸管反折，或用血管钳双向夹闭近端胸管，消毒引流管接口并重新更换胸腔闭式引流装置。

② 从胸腔伤口处脱落：立即用手捏紧穿刺处皮肤，封堵伤口，协助医生共同处理，消毒伤口，用凡士林纱布或多层纱布覆盖等。

（3）密切观察患者呼吸频率、血氧饱和度、呼吸音，询问清醒患者有无胸闷、胸痛等不适，必要时行床边胸片检查。

（4）对于清醒患者需做好心理护理，安慰患者，稳定其情绪。

（5）上报不良事件（非计划拔管）。

（6）做好记录，严格交接班。

3. 气切套管非计划拔管紧急处理流程

（1）发现气切套管脱出，立即通知医生。

（2）紧急处理

① 患者上呼吸道通畅且无明显的呼吸困难，可使用无菌纱布盖住切口处。

② 若患者上呼吸道通畅但出现了呼吸困难，立即用无菌止血钳撑开气管切开处，迅速氧气面罩给氧，之后立即配合医生进行气管插管。

（3）迅速准备好抢救药品和物品；如患者出现心搏骤停，立即给予心脏按压。

（4）严格观察患者生命体征及神志、瞳孔、血氧饱和度的变化。

（5）患者病情稳定后，由专人护理，补记抢救记录。

（6）对于清醒患者需做好心理护理，安慰患者，稳定情绪。

（7）上报不良事件（非计划拔管）。

（8）做好记录，严格交接。

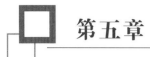

第五章

麻醉恢复室常见操作流程

本章列举了麻醉恢复室常见的各种操作,制定了相应的专科护理技术操作流程,规范了麻醉护士在麻醉恢复室的操作,以此充实专科护理建设内容,并在操作中体现以人为本的理念,强调护患沟通,将健康教育贯穿始终,提高护理质量,为麻醉护士的临床工作提供指导。

第一节 患者相关操作流程

一、入室接患者操作流程

1. 目的

全面交接患者术前、术中状态,延续治疗与护理。

2. 操作流程(图 5-1)

3. 注意事项

(1) 根据患者情况调节合适的潮气量、呼吸频率。

(2) 与麻醉医生床旁交接患者生命体征、瞳孔、既往史、现病史、术中情况、术后注意事项等。

(3) 与巡回护士交接手术方式、血管通路、非血管通路、皮肤状态、物品和药品等,注意观察引流及敷料、血管通路通畅与否及有无渗血渗液等。

(4) 根据患者体温选择合适的保暖方式。

(5) 按需要抬高床头。

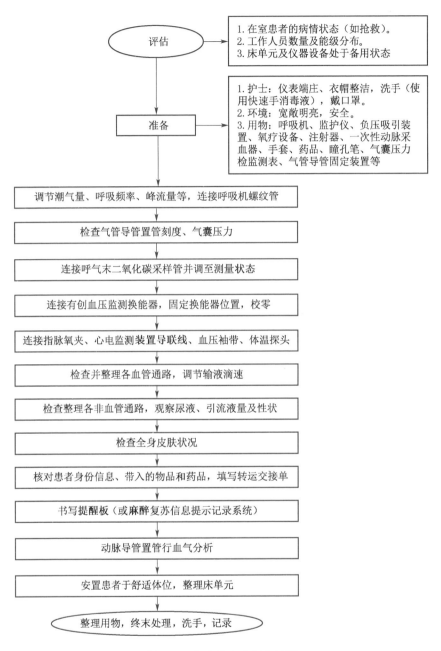

评估
1. 在室患者的病情状态（如抢救）。
2. 工作人员数量及能级分布。
3. 床单元及仪器设备处于备用状态

准备
1. 护士：仪表端庄、衣帽整洁，洗手（使用快速手消毒液），戴口罩。
2. 环境：宽敞明亮，安全。
3. 用物：呼吸机、监护仪、负压吸引装置、氧疗设备、注射器、一次性动脉采血器、手套、药品、瞳孔笔、气囊压力检监测表、气管导管固定装置等

调节潮气量、呼吸频率、峰流量等，连接呼吸机螺纹管

检查气管导管置管刻度、气囊压力

连接呼气末二氧化碳采样管并调至测量状态

连接有创血压监测换能器，固定换能器位置，校零

连接指脉氧夹、心电监测装置导联线、血压袖带、体温探头

检查并整理各血管通路，调节输液滴速

检查整理各非血管通路，观察尿液、引流液量及性状

检查全身皮肤状况

核对患者身份信息、带入的物品和药品，填写转运交接单

书写提醒板（或麻醉复苏信息提示记录系统）

动脉导管置管行血气分析

安置患者于舒适体位，整理床单元

整理用物，终末处理，洗手，记录

图 5-1 入室接患者操作流程

附：视频 **1**：患者入复苏室交接
　　视频 **2**：麻醉恢复室床头提示牌的书写
　　视频 **3**：麻醉复苏信息提示记录系统介绍

二、患者出室转回病房操作流程

1. 目的

为麻醉恢复室患者转回病房前做好准备,保障转送途中安全。

2. 操作流程(图 5-2)

3. 注意事项

(1) 转运前评估患者,确保其病情适合转运。

(2) 全程关注所有管道,防止滑脱。

(3) 转运途中密切观察患者,防止意外发生。

(4) 与病房护士交接时,按照轻重缓急有序交接,双人确认后方可离去。

三、心电监测技术操作流程

1. 目的

(1) 监测患者的生命体征。

(2) 为评估病情及治疗、护理提供依据。

2. 操作流程(图 5-3)

3. 注意事项

(1) 有创血压监测及中心静脉压测压前进行零点校对,每次更换体位均需重新校零。

(2) 检查动静脉测压管连接处,确保其牢固,防止其松脱引起出血。

(3) 放置电极片时,应避开伤口、瘢痕、中心静脉置管、起搏器及电除颤时电极板的放置部位。

(4) 注意观察患者粘贴电极片处的皮肤是否有红疹、红肿等过敏情况,需要时更换电极片和粘贴电极片的位置。

(5) 密切观察心电图波形,如异常则及时排除各种干扰,保证正确监测;对于带有起搏器的患者要区别正常心律与起搏心律。

（6）正确设定报警限值，不能关闭报警声音。

（7）心电监护不具有诊断意义，如需更详细了解心电图变化，需做常规导联心电图。

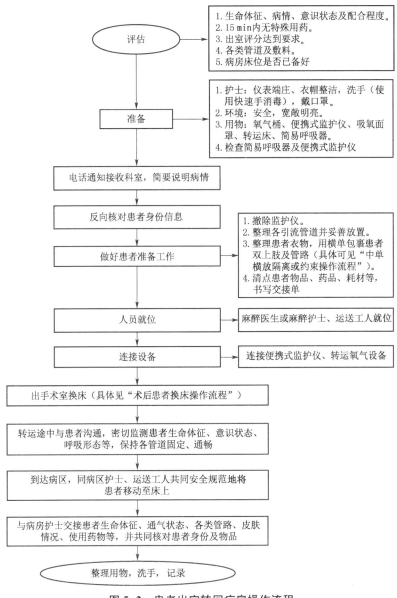

图 5-2　患者出室转回病房操作流程

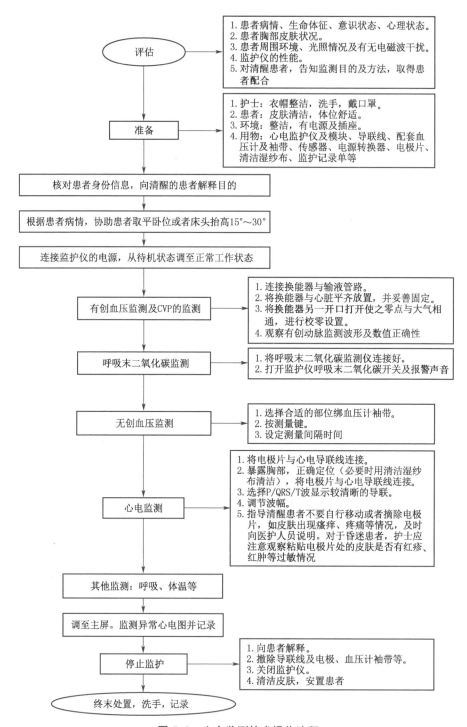

评估 → 1.患者病情、生命体征、意识状态、心理状态。
2.患者胸部皮肤状况。
3.患者周围环境、光照情况及有无电磁波干扰。
4.监护仪的性能。
5.对清醒患者，告知监测目的及方法，取得患者配合

准备 → 1.护士：衣帽整洁，洗手，戴口罩。
2.患者：皮肤清洁，体位舒适。
3.环境：整洁，有电源及插座。
4.用物：心电监护仪及模块、导联线、配套血压计及袖带、传感器、电源转换器、电极片、清洁湿纱布、监护记录单等

核对患者身份信息，向清醒的患者解释目的

根据患者病情，协助患者取平卧位或者床头抬高15°～30°

连接监护仪的电源，从待机状态调至正常工作状态

有创血压监测及CVP的监测 → 1.连接换能器与输液管路。
2.将换能器与心脏平齐放置，并妥善固定。
3.将换能器另一开口打开使之零点与大气相通，进行校零设置。
4.观察有创动脉监测波形及数值正确性

呼吸末二氧化碳监测 → 1.将呼吸末二氧化碳监测仪连接好。
2.打开监护仪呼吸末二氧化碳开关及报警声音

无创血压监测 → 1.选择合适的部位绑血压计袖带。
2.按测量键。
3.设定测量间隔时间

心电监测 → 1.将电极片与心电导联线连接。
2.暴露胸部，正确定位（必要时用清洁湿纱布清洁），将电极片与心电导联线连接。
3.选择P/QRS/T波显示较清晰的导联。
4.调节波幅。
5.指导清醒患者不要自行移动或者摘除电极片，如皮肤出现瘙痒、疼痛等情况，及时向医护人员说明。对于昏迷患者，护士应注意观察粘贴电极片处的皮肤是否有红疹、红肿等过敏情况

其他监测：呼吸、体温等

调至主屏。监测异常心电图并记录

停止监护 → 1.向患者解释。
2.撤除导联线及电极、血压计袖带等。
3.关闭监护仪。
4.清洁皮肤，安置患者

终末处置，洗手，记录

图 5-3　心电监测技术操作流程

（8）对躁动患者,应当固定好电极片和导线,避免电极片脱位或导线打折缠绕。

（9）对需要频繁测量血压的患者应定时松解袖带,以减少因频繁充气对肢体血液循环造成的影响和不适感,必要时应更换测量部位。

（10）做好健康教育,告知患者心电监护的目的及意义,嘱患者配合。指导清醒患者不要自行移动或者摘除导联线,如皮肤出现瘙痒、疼痛等情况,及时向医护人员说明。

四、氧气吸入技术操作流程

1. 目的

供给患者氧气,改善其缺氧状态。

2. 操作流程（图 5-4）

3. 注意事项

（1）注意用氧安全,切实做好四防：防火、防油、防热、防震。

（2）使用及停用氧气时严格执行操作程序,使用氧气时先调后用,停用氧气时先拔后关。

（3）观察患者缺氧改善情况,及时排除影响用氧效果的因素,按需调节流量。

（4）保持患者呼吸道通畅；保持吸氧管路通畅,无打折、分泌物堵塞或扭曲。

（5）氧气瓶内氧气不可用尽,压力表显示压力降至 0.5 MPa 即不可再用;氧气湿化瓶用 500 mg/L 含氯消毒液浸泡 30 min,流动水冲洗后干燥备用;湿化瓶管芯使用 75% 的酒精浸泡消毒。

五、雾化操作流程

1. 目的

（1）湿化气道。

（2）控制呼吸道感染：消除炎症,减轻呼吸道黏膜水肿,祛除痰液。

（3）解除支气管痉挛,改善通气功能。

（4）预防呼吸系统并发症。

2. 操作流程（图 5-5）

3. 注意事项

（1）按医嘱将药液配制好放入雾化吸入器内,如采用氧气驱动雾化,应调整好氧流量至 6～8 L/min,观察出雾情况,注意勿将药液溅入患者眼内。每次雾化吸入治疗持续 15～20 min,连续使用需间隔 30 min。

（2）患者采用舒适半卧位,用口吸气、鼻呼气方式进行深呼吸,使药液充分到达患者肺部。

（3）密切关注患者雾化吸入治疗中有无药物不良反应。若雾化吸入过快或过猛，导致患者出现急剧频繁咳嗽及喘息加重，应减缓雾化吸入的速度；若患者出现震颤、肌肉痉挛等不适，应及时停药，告知医生。

（4）雾化吸入装置一人一用，避免交叉污染。

（5）如患者有 CO_2 潴留，不可以选择氧气驱动雾化吸入。

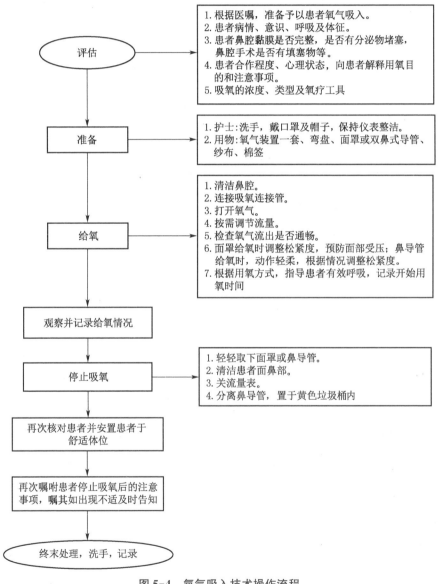

图 5-4　氧气吸入技术操作流程

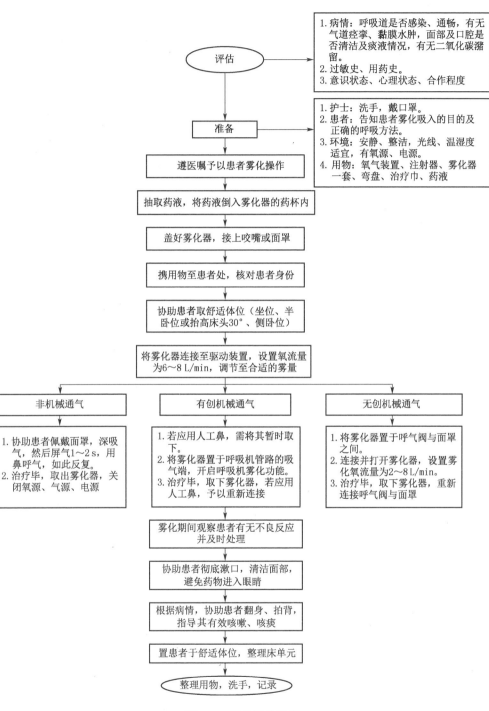

评估
1. 病情：呼吸道是否感染、通畅，有无气道痉挛、黏膜水肿，面部及口腔是否清洁及痰液情况，有无二氧化碳潴留。
2. 过敏史、用药史。
3. 意识状态、心理状态、合作程度

准备
1. 护士：洗手，戴口罩。
2. 患者：告知患者雾化吸入的目的及正确的呼吸方法。
3. 环境：安静、整洁，光线、温湿度适宜，有氧源、电源。
4. 用物：氧气装置、注射器、雾化器一套、弯盘、治疗巾、药液

遵医嘱予以患者雾化操作

抽取药液，将药液倒入雾化器的药杯内

盖好雾化器，接上咬嘴或面罩

携用物至患者处，核对患者身份

协助患者取舒适体位（坐位、半卧位或抬高床头30°、侧卧位）

将雾化器连接至驱动装置，设置氧流量为6～8 L/min，调节至合适的雾量

非机械通气
1. 协助患者佩戴面罩，深吸气，然后屏气1～2 s，用鼻呼气，如此反复。
2. 治疗毕，取出雾化器，关闭氧源、气源、电源

有创机械通气
1. 若应用人工鼻，需将其暂时取下。
2. 将雾化器置于呼吸机管路的吸气端，开启呼吸机雾化功能。
3. 治疗毕，取下雾化器，若应用人工鼻，予以重新连接

无创机械通气
1. 将雾化器置于呼气阀与面罩之间。
2. 连接并打开雾化器，设置雾化氧流量为2～8 L/min。
3. 治疗毕，取下雾化器，重新连接呼气阀与面罩

雾化期间观察患者有无不良反应并及时处理

协助患者彻底漱口，清洁面部，避免药物进入眼睛

根据病情，协助患者翻身、拍背，指导其有效咳嗽、咳痰

置患者于舒适体位，整理床单元

整理用物，洗手，记录

图 5-5 雾化操作流程

六、血糖监测操作流程

1. 目的

快速、方便地监测血糖,评价代谢指标,为临床治疗提供依据。

2. 操作流程(图 5-6)

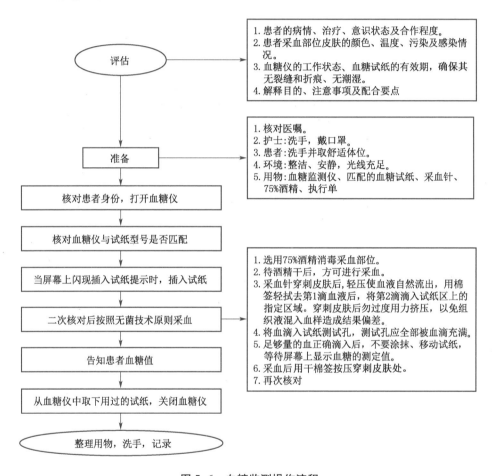

图 5-6　血糖监测操作流程

3. 注意事项

(1) 测血糖前确认血糖仪的型号与试纸型号匹配。

(2) 测血糖时应轮换采血部位。

(3) 指导末梢循环差的患者将手下垂摆动。

（4）不可选择对检测有干扰性的消毒剂,如碘伏。

（5）采血宜选用指血自然流出法,滴血量应使试纸测试区完全变成红色。

（6）避免试纸受潮、污染。

（7）血糖仪应按生产商使用要求定期进行标准液校正。

（8）当仪器显示血量太少或未滴在正确位置,需要用一片新的试纸重新测试。

（9）手不要接触测试孔,瓶装试纸应盖紧瓶盖。

七、除颤技术操作流程

1. 目的

纠正、治疗患者心律失常,恢复其窦性心律。

2. 操作流程(图 5-7)

3. 注意事项

（1）除颤前从患者身上移开氧气装置。

（2）确定除颤部位:无潮湿、无敷料;避开瘢痕、伤口;如患者带有植入性起搏器,应避开起搏器至少 10 cm。

（3）导电糊要涂抹均匀,防止皮肤灼伤。

（4）手持电极板时,两极不能相对,不能面向自己,两电极板之间相距 10 cm以上。

（5）放电除颤时,注意患者和其他人、物绝缘。

（6）定时检查除颤仪性能,确保其处于备用状态。

（7）儿童能量选择:首次 2 J/kg,第 2 次 4 J/kg,最多不超过 10 J/kg,最大值为 200 J。

八、心肺复苏操作流程

1. 目的

用人工的方法使患者迅速建立有效的循环和呼吸,恢复全身血氧供应,促进脑功能的恢复,防止脑缺氧加重。

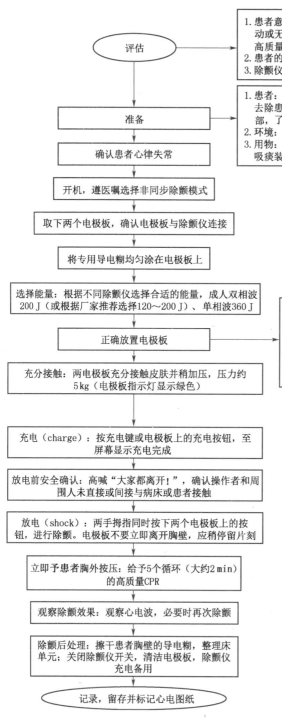

评估
1. 患者意识及心电监护情况，如发生心室颤动、心室扑动或无脉性室性心动过速，应立即呼救，对患者进行高质量CPR。
2. 患者的年龄、体重。
3. 除颤仪的性能及充电情况

准备
1. 患者：立即协助患者去枕仰卧于坚硬平面上，检查并去除患者身上的金属及导电物质，松开其衣扣暴露胸部，了解查看患者是否安装起搏器。
2. 环境：整洁，安全，有电源插座。
3. 用物：除颤仪，导电糊，纱布，简易呼吸器，吸氧、吸痰装置，抢救车等

确认患者心律失常

开机，遵医嘱选择非同步除颤模式

取下两个电极板，确认电极板与除颤仪连接

将专用导电糊均匀涂在电极板上

选择能量：根据不同除颤仪选择合适的能量，成人双相波200 J（或根据厂家推荐选择120~200 J）、单相波360 J

正确放置电极板
1. 前-侧位：A(Apex)电极板置于心尖部，即左乳头外下方或左腋前第5肋间；S(Sternum)电极板置于心底部，即右锁骨中线第2~3肋间。
2. 前-后位：A电极板置于左侧心前区标准位置，S电极板置于左/右背部肩胛下区。此方法适用于电极贴片

充分接触：两电极板充分接触皮肤并稍加压，压力约5kg（电极板指示灯显示绿色）

充电（charge）：按充电键或电极板上的充电按钮，至屏幕显示充电完成

放电前安全确认：高喊"大家都离开！"，确认操作者和周围人未直接或间接与病床或患者接触

放电（shock）：两手拇指同时按下两个电极板上的按钮，进行除颤。电极板不要立即离开胸壁，应稍停留片刻

立即予患者胸外按压：给予5个循环（大约2 min）的高质量CPR

观察除颤效果：观察心电波，必要时再次除颤

除颤后处理：擦干患者胸壁的导电糊，整理床单元；关闭除颤仪开关，清洁电极板，除颤仪充电备用

记录，留存并标记心电图纸

图 5-7　除颤技术操作流程

2. 操作流程(图 5-8)

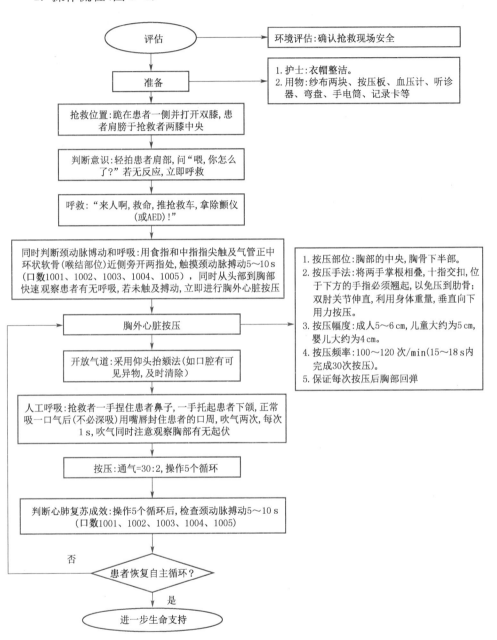

图 5-8 心肺复苏操作流程

3. 注意事项

(1) 胸外心脏按压时肩、肘、腕在一直线上,并与患者身体长轴垂直。胸外按压时要确保足够的频率及幅度,每次按压后要让胸廓充分回弹,施救者应避免倚靠在患者胸壁。

(2) 尽可能减少按压中断的时间,中断时间应<10 s。胸外按压在整体心肺复苏中所占比例至少为60%。

(3) 如怀疑患者有颈椎损伤,开放气道时应采用双手托下颌法。

(4) 人工呼吸时避免过度通气,以免引起患者胃部胀气。

九、中单横放隔离或约束操作流程

1. 目的

(1) 隔离患者双手与各类管路,保护管路安全。

(2) 适当约束术前有精神病史或可能清醒后躁动患者,确保安全及保证治疗效果。

(3) 减少麻醉恢复室患者约束率,减少护士工作量,提高患者满意度。

2. 操作流程(图 5-9)

3. 注意事项

(1) 操作时注意保护患者隐私,维护患者自尊。

(2) 实施患者中单横放隔离或约束时,将患者肢体置于功能位,中单不宜包裹太紧,保持患者正常的呼吸功能。

(3) 密切观察患者生命体征变化。

(4) 对于有明显自伤、伤人、不能配合正常治疗的患者,实行专用约束带约束。

附:

视频 4:单层中单横放隔离法

视频 5:双层中单横放约束法

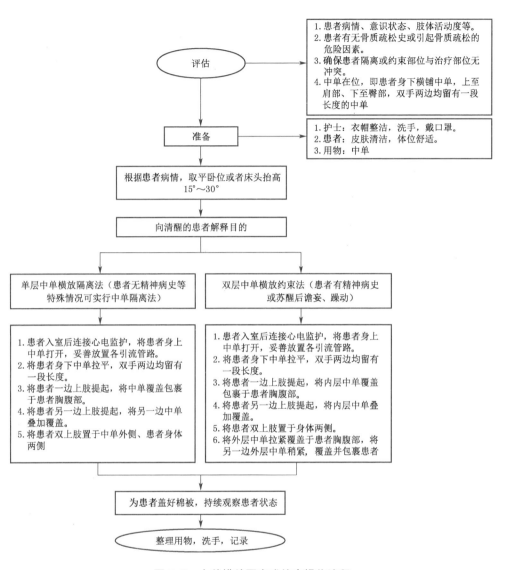

图 5-9　中单横放隔离或约束操作流程

十、轴线翻身操作流程

1. 目的

（1）避免局部组织长期受压，预防压力性损伤。

（2）检查受压皮肤等状况，便于治疗及护理。

2. 操作流程(图 5-10)

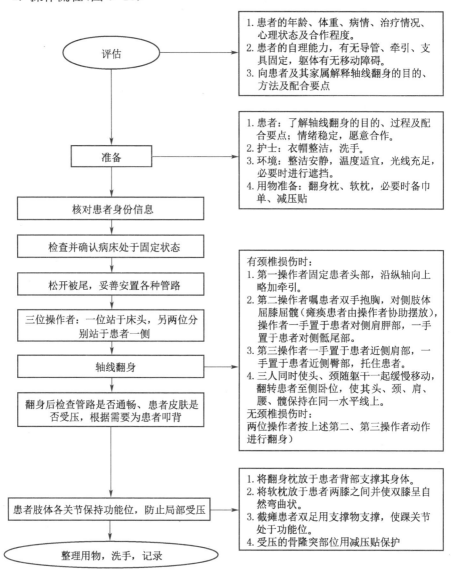

评估

1. 患者的年龄、体重、病情、治疗情况、心理状态及合作程度。
2. 患者的自理能力，有无导管、牵引、支具固定，躯体有无移动障碍。
3. 向患者及其家属解释轴线翻身的目的、方法及配合要点

准备

1. 患者：了解轴线翻身的目的、过程及配合要点；情绪稳定，愿意合作。
2. 护士：衣帽整洁，洗手。
3. 环境：整洁安静，温度适宜，光线充足，必要时进行遮挡。
4. 用物准备：翻身枕、软枕，必要时备巾单、减压贴

核对患者身份信息

检查并确认病床处于固定状态

松开被尾，妥善安置各种管路

三位操作者：一位站于床头，另两位分别站于患者一侧

轴线翻身

有颈椎损伤时：
1. 第一操作者固定患者头部，沿纵轴向上略加牵引。
2. 第二操作者嘱患者双手抱胸，对侧肢体屈膝屈髋(瘫痪患者由操作者协助摆放)，操作者一手置于患者对侧肩胛部，一手置于患者对侧骶尾部。
3. 第三操作者一手置于患者近侧肩部，一手置于患者近侧臀部，托住患者。
4. 三人同时使头、颈随躯干一起缓慢移动，翻转患者至侧卧位，使其头、颈、肩、腰、髋保持在同一水平线上。
无颈椎损伤时：
两位操作者按上述第二、第三操作者动作进行翻身)

翻身后检查管路是否通畅、患者皮肤是否受压，根据需要为患者叩背

患者肢体各关节保持功能位，防止局部受压

1. 将翻身枕放于患者背部支撑其身体。
2. 将软枕放于患者两膝之间并使双膝呈自然弯曲状。
3. 截瘫患者双足用支撑物支撑，使踝关节处于功能位。
4. 受压的骨隆突部位用减压贴保护

整理用物，洗手，记录

图 5-10 轴线翻身操作流程

3. 注意事项

(1) 为有人工气道者翻身时，一操作者固定患者头部及人工气道，防止滑脱。

(2) 翻身过程中动作缓慢，协调一致。

十一、术后患者换床操作流程

1. 目的

使患者无痛、安全、平稳、省力地转移,保障患者安全,缩短患者搬移时间,提高工作效率,避免搬运病人过程中发生不必要的损伤。

2. 操作流程(图 5-11)

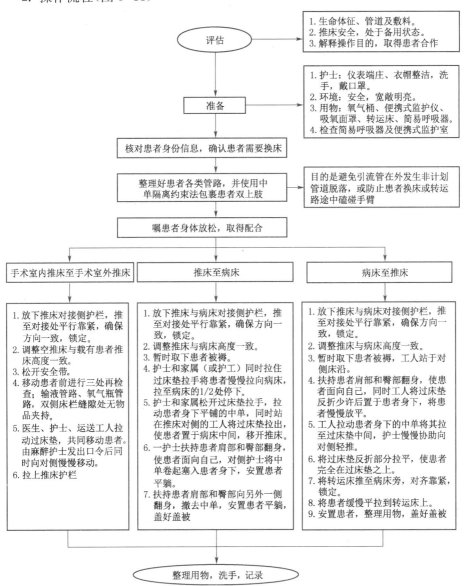

图 5-11　术后患者换床操作流程

3. 注意事项

（1）换床前评估患者，确保患者病情适合搬动。

（2）全程密切观察患者，关注所有管道，防止管道滑脱，防止意外发生。

（3）过床时将病床四轮锁住、推床锁定，防止床位移动导致患者坠床。

（4）换床时推拉患者应轻柔缓慢，切勿动作剧烈、大力拉拽。

附：

视频 6：手术室内外床换床操作法

视频 7：将患者从手术推床移至病床
　　　　操作法

视频 8：将患者从病床移至手术推床操作法

第二节　气道相关操作流程

一、气道护理技术操作流程

1. 目的

为患者气管导管做拔管前评估、拔管前准备，实施拔管和拔管后观察与护理及为出室评估提供指导工具，保障患者安全和管理质量。

2. 操作流程（图 5-12）

3. 注意事项

（1）做拔管前物品准备及取得患者合作，必要时准备无创通气。

（2）拔管前对患者进行宣教，使其了解拔管的必要性和安全性，消除患者心理恐惧感，以保证患者充分合作。

（3）适当提高吸入氧浓度，增加体内氧储备。可常规先吸入纯氧几分钟，再进行拔管。

（4）拔管前彻底、充分吸引气道分泌物，拔管后及时清理干净口腔内残余的黏稠痰液，防止拔管误吸、窒息。

（5）使用注射器将气囊放气，并快速拔出气管插管。一定要确保气囊完全放气，否则将很难拔出或者损伤气道。

（6）拔管后可使用面罩吸氧，当患者二氧化碳分压高时，可改为普通鼻导管吸氧。

（7）拔管后评估患者咽部情况，如出现声音嘶哑、咽喉部疼痛，可给予雾化吸入。

（8）严密监测并评价患者气道是否通畅、有无气道梗阻的症状、有无喘鸣或呼吸困难,鼓励患者深呼吸。

（9）麻醉恢复室应备有急救设备。

（10）每项操作结束后应做记录。

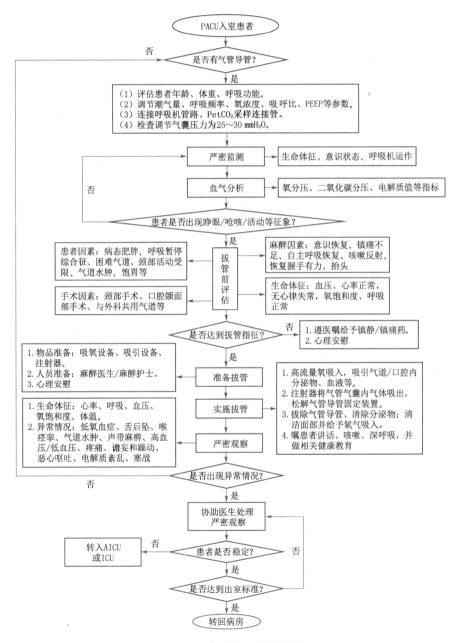

图 5-12　气道护理操作流程

附：

视频 9：患者入室气管导管检查

二、肺复张技术操作流程

1. 目的

改善机械通气患者呼吸功能，复张其萎陷小气道及肺泡。

2. 操作流程(图 5-13)

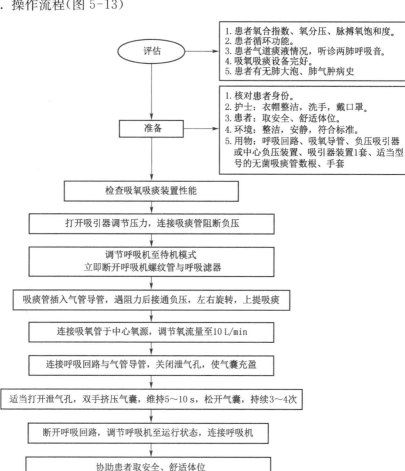

图 5-13 肺复张技术操作流程

3. 注意事项

(1) 肺复张前评估患者神志及配合程度。

(2) 评估患者脉氧血压、基础情况、耐受程度。

(3) 年老体弱者适量减小维持压力,减轻心脏受压。

(4) 肺复张前充分评估患者状况。

(5) 复张过程中关注患者循环状态。

(6) 复张前先吸痰。

三、气管导管拔管操作流程

1. 目的

为全身麻醉手术后患者安全拔除气管内导管。

2. 操作流程(图 5-14)

3. 注意事项

(1) 遵医嘱拔管。

(2) 拔管前评估气道和常见问题,严格掌握拔管指征,做好急救药品、物品准备。

(3) 拔管前对患者进行宣教,使其了解拔管的必要性和安全性,消除患者恐惧感,取得患者配合。

(4) 拔管前充分吸引患者气道分泌物;拔管后根据患者病情鼓励其主动咳嗽,及时清理患者口鼻腔残余分泌物,防止误吸窒息。

(5) 吸痰动作轻柔、准确,每次吸痰时间不超过 15 s,过程中注意观察患者的血氧饱和度、生命体征和痰液情况,如明显改变,应立即暂停吸痰。

(6) 确保气管导管气囊完全放气,以防拔管困难及损伤气道。

(7) 拔管的整个过程中及拔管后,需严密监测患者生命体征和气道情况,如出现异常,立即停止拔管,汇报医生共同处理。

(8) 拔管后评估患者声音、口腔黏膜状态、有无牙齿缺少及脸颊有无黏胶性皮肤损伤。

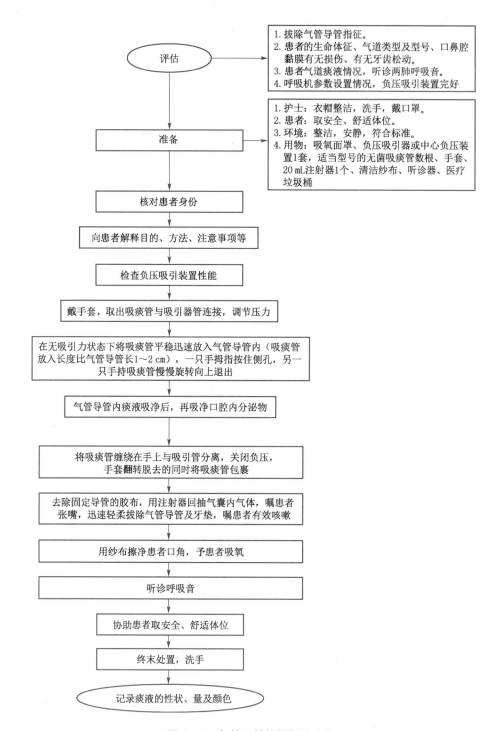

评估
1. 拔除气管导管指征。
2. 患者的生命体征、气道类型及型号、口鼻腔黏膜有无损伤、有无牙齿松动。
3. 患者气道痰液情况，听诊两肺呼吸音。
4. 呼吸机参数设置情况，负压吸引装置完好

准备
1. 护士：衣帽整洁，洗手，戴口罩。
2. 患者：取安全、舒适体位。
3. 环境：整洁，安静，符合标准。
4. 用物：吸氧面罩、负压吸引器或中心负压装置1套，适当型号的无菌吸痰管数根、手套、20 mL注射器1个、清洁纱布、听诊器、医疗垃圾桶

核对患者身份

向患者解释目的、方法、注意事项等

检查负压吸引装置性能

戴手套，取出吸痰管与吸引器管连接，调节压力

在无吸引力状态下将吸痰管平稳迅速放入气管导管内（吸痰管放入长度比气管导管长1～2 cm），一只手拇指按住侧孔，另一只手持吸痰管慢慢旋转向上退出

气管导管内痰液吸净后，再吸净口腔内分泌物

将吸痰管缠绕在手上与吸引管分离，关闭负压，手套翻转脱去的同时将吸痰管包裹

去除固定导管的胶布，用注射器回抽气囊内气体，嘱患者张嘴，迅速轻柔拔除气管导管及牙垫，嘱患者有效咳嗽

用纱布擦净患者口角，予患者吸氧

听诊呼吸音

协助患者取安全、舒适体位

终末处置，洗手

记录痰液的性状、量及颜色

图 5-14　气管导管拔管操作流程

四、气管插管/套管的气囊压力监测技术操作流程

1. 目的

保证机械通气的效果,防止气管黏膜受压坏死和误吸。

2. 操作流程(图 5-15)

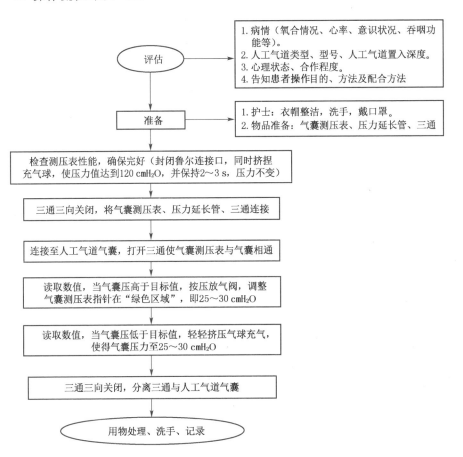

图 5-15 气管插管/套管的气囊压力监测技术操作流程

3. 注意事项

(1) 气囊测压表充气或放气时操作缓慢,以防止压力变化过大。

(2) 确保各部位连接紧密。

(3) 观察要点:①气囊压力(25～30 cmH₂O)。压力过高可发生气管黏膜坏死

或气管食管瘘,压力过低可导致通气不足或误吸。②观察 SaO_2/SpO_2 水平。③口腔内是否有漏气声。④测压过程中患者是否有呛咳等不适。⑤机械通气时需观察潮气量、气道压力。

附:

视频 10:气管插管气囊压力监测技术操作流程

五、经气管插管/气管切开吸痰操作流程

1. 目的

保持患者呼吸道通畅,清除其气道分泌物,保证有效通气。

2. 操作流程(图 5-16)

3. 注意事项

(1)吸痰过程中注意观察患者的血氧饱和度、生命体征和痰液情况,如明显改变,应立即暂停吸痰。

(2)动作轻柔、准确,每次吸痰时间不超过 15 s,吸痰间隔予患者纯氧吸入。

(3)根据患者情况,选择合适的吸痰管。成人:吸痰管外径<气管插管/气管切开套管内径的 50%。儿童:吸痰管外径<气管插管/气管切开套管内径的 50%～66%。吸痰管型号(F)=[人工气道套管内径(mm)-1]×2。

(4)在能清除气道分泌物的前提下,吸痰压力设置越低越好,一般成人 40～53 kPa,儿童小于 40 kPa。

(5)吸痰管插入时不可给负压;插入遇阻力时应分析原因,不可粗暴盲插。

(6)遵循无菌原则:每次吸痰均更换吸痰管,应先吸气管内,再吸口鼻处;保证呼吸机接头和戴无菌手套持吸痰管的手不被污染。

(7)吸痰前整理呼吸机管路,倾倒冷凝水或更换呼吸滤器。

(8)评估吸痰效果,观察患者生命体征和血氧饱和度的变化,听诊双肺呼吸音,擦净面部及口鼻腔分泌物,根据病情调节合适的氧流量。对拔除气管导管患者,应鼓励并指导其深呼吸,进行有效咳嗽和咳痰。

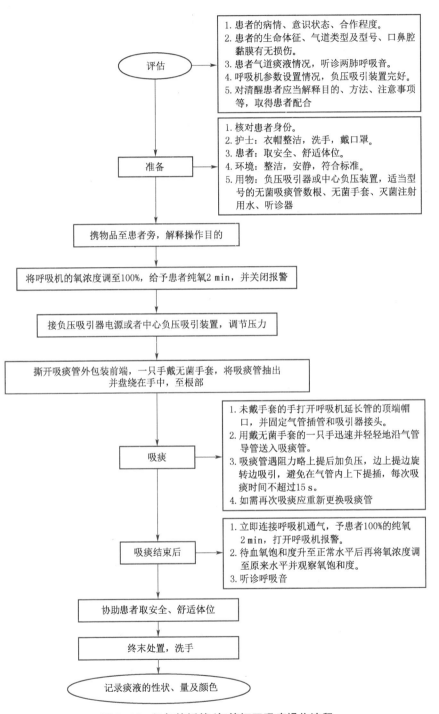

图 5-16　经气管插管/气管切开吸痰操作流程

六、气管切开切口敷料更换操作流程

1. 目的

（1）检查伤口恢复情况。

（2）使创面清洁，清除造瘘口周围的分泌物，减少细菌及分泌物的刺激。

（3）促进创面愈合，患者舒适。

2. 操作流程（图 5-17）

3. 注意事项

（1）严格遵守无菌技术操作原则。

（2）留置气管套囊期间，应动态评估患者病情、呼吸、气管套管固定情况、气道通畅性、有无脱管及并发症。

（3）带气囊的气管套管气囊压力应维持在 $25\sim30$ cmH$_2$O。

（4）对有呼吸道传染性疾病的患者，注意隔离。

七、紧急气管插管护理配合操作流程

1. 目的

对于各种原因所致严重缺氧、呼吸困难、自主呼吸停止的患者，快速建立人工气道，使用呼吸机，使患者得到充分氧气供应，改善其组织缺氧状态。

2. 操作流程（图 5-18）

3. 注意事项

（1）根据患者情况选择合适的气管导管，塑形前管芯可涂抹利多卡因乳膏。

（2）如怀疑患者有颈椎损伤，开放气道时应采用双手托下颌法。

（3）开放气道尽量充分，避免反流、误吸。

（4）插管过程中动作轻柔，以免损伤牙齿。

（5）置管深度：成年男性常为 $22\sim24$ cm，成年女性常为 $20\sim22$ cm，儿童为（年龄/4＋4）cm。

附：

视频 11：成人气管插管箱物品管理

视频 12：小儿气管插管箱物品管理

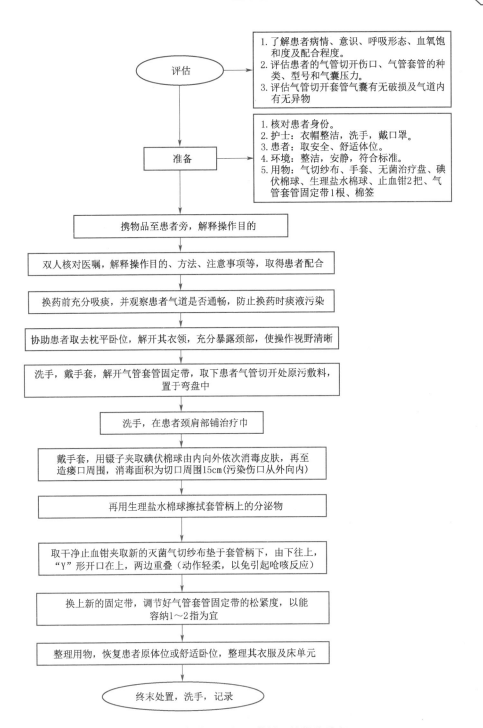

评估 → 1. 了解患者病情、意识、呼吸形态、血氧饱和度及配合程度。
2. 评估患者的气管切开伤口、气管套管的种类、型号和气囊压力。
3. 评估气管切开套管气囊有无破损及气道内有无异物

准备 → 1. 核对患者身份。
2. 护士：衣帽整洁，洗手，戴口罩。
3. 患者：取安全、舒适体位。
4. 环境：整洁，安静，符合标准。
5. 用物：气切纱布、手套、无菌治疗盘、碘伏棉球、生理盐水棉球、止血钳2把、气管套管固定带1根、棉签

携物品至患者旁，解释操作目的

双人核对医嘱，解释操作目的、方法、注意事项等，取得患者配合

换药前充分吸痰，并观察患者气道是否通畅，防止换药时痰液污染

协助患者取去枕平卧位，解开其衣领，充分暴露颈部，使操作视野清晰

洗手，戴手套，解开气管套管固定带，取下患者气管切开处原污敷料，置于弯盘中

洗手，在患者颈肩部铺治疗巾

戴手套，用镊子夹取碘伏棉球由内向外依次消毒皮肤，再至造瘘口周围，消毒面积为切口周围15cm(污染伤口从外向内)

再用生理盐水棉球擦拭套管柄上的分泌物

取干净止血钳夹取新的灭菌气切纱布垫于套管柄下，由下往上，"Y"形开口在上，两边重叠（动作轻柔，以免引起呛咳反应）

换上新的固定带，调节好气管套管固定带的松紧度，以能容纳1~2指为宜

整理用物，恢复患者原体位或舒适卧位，整理其衣服及床单元

终末处置，洗手，记录

图 5-17　气管切开切口敷料更换操作流程

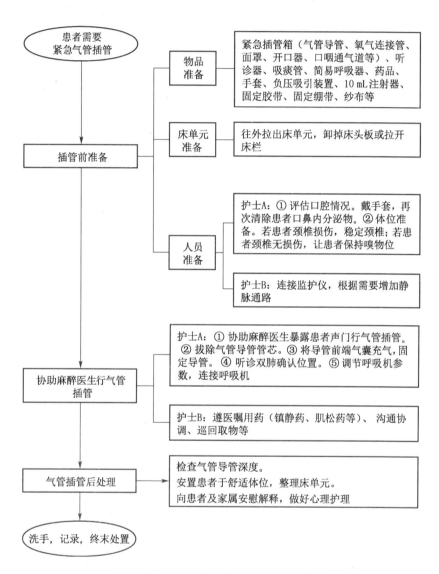

图 5-18　紧急气管插管护理配合操作流程

第三节　血管通路相关操作流程

一、动脉导管置管行动脉血气分析操作流程

1. 目的

经动脉导管置管采血,并进行血气分析,判断患者氧合、通气及其酸碱平衡状态,为治疗提供依据。

2. 操作流程(图 5-19)

3. 注意事项

(1)一次性动脉采血针从无菌包装中取出后,按照产品说明书要求将针栓调整到预设位置。

(2)肝素化注射器肝素化时抽吸大约 2～4 mL 肝素钠/锂溶液(1 000 U/mL)到注射器然后推出,并回拉活塞,使注射器中保留少量空间(通常 2～4 mL)。

(3)抽取血标本时,应将动脉导管中混合液体全部抽出后,再取血标本,以免血液稀释影响检测结果;取血过程中应避免空气进入血管引起空气栓塞。取血后标本应隔绝空气,防止混入气泡。

(4)动脉导管为开放式导管,在不能保证严格无菌时,废弃混合血液。

(5)对于 pH、Na^+、K^+、Ca^{2+}、Cl^-、Hb、Hct、Glu 项目指标分析,可以在冰上或室温下储存注射器最长 1 h。对于所有其他化验指标,包括 PCO_2,PO_2 和乳酸盐,应在 15 min 内对样本进行化验。

(6)标本应隔绝空气,避免混入气泡或静脉血,并立即(15 min 内)送检。

4. 知识拓展

常见血气分析项目值正常范围见表 5-1。

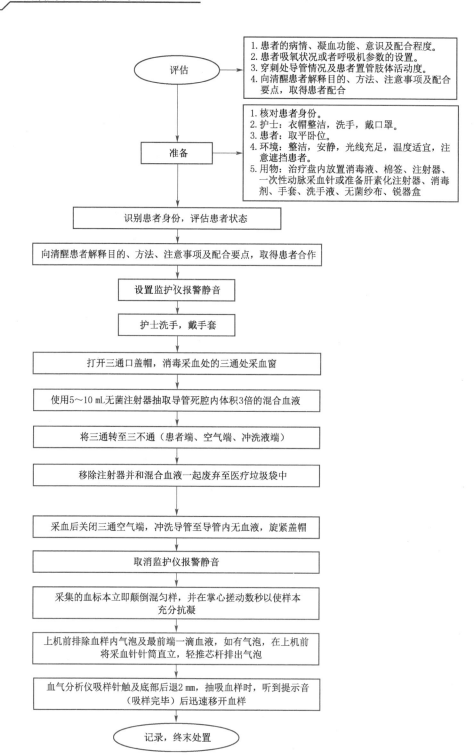

评估 → 1.患者的病情、凝血功能、意识及配合程度。
2.患者吸氧状况或者呼吸机参数的设置。
3.穿刺处导管情况及患者置管肢体活动度。
4.向清醒患者解释目的、方法、注意事项及配合要点，取得患者配合

准备 → 1.核对患者身份。
2.护士：衣帽整洁，洗手，戴口罩。
3.患者：取平卧位。
4.环境：整洁，安静，光线充足，温度适宜，注意遮挡患者。
5.用物：治疗盘内放置消毒液、棉签、注射器、一次性动脉采血针或准备肝素化注射器、消毒剂、手套、洗手液、无菌纱布、锐器盒

识别患者身份，评估患者状态

向清醒患者解释目的、方法、注意事项及配合要点，取得患者合作

设置监护仪报警静音

护士洗手，戴手套

打开三通口盖帽，消毒采血处的三通处采血窗

使用5~10 mL无菌注射器抽取导管死腔内体积3倍的混合血液

将三通转至三不通（患者端、空气端、冲洗液端）

移除注射器并和混合血液一起废弃至医疗垃圾袋中

采血后关闭三通空气端，冲洗导管至导管内无血液，旋紧盖帽

取消监护仪报警静音

采集的血标本立即颠倒混匀样，并在掌心搓动数秒以使样本充分抗凝

上机前排除血样内气泡及最前端一滴血液，如有气泡，在上机前将采血针针筒直立，轻推芯杆排出气泡

血气分析仪吸样针触及底部后退2 mm，抽吸血样时，听到提示音（吸样完毕）后迅速移开血样

记录，终末处置

图 5-19 动脉导管置管行动脉血气分析操作流程

表 5-1　常见血气分析项目的正常值范围

项目名称	缩写	正常值
氢离子(hydrogen ion)	pH 或 cH	7.35～7.45
二氧化碳分压(carbon dioxide partial pressur)	PCO_2	35～45 mmHg
氧分压(oxygen partial pressure)	PO_2	80～100 mmHg
钠离子浓度(sodium ion)	Na^+	135～155 mmol/L
钾离子浓度(potassium ion)	K^+	3.5～5.5 mmol/L
钙离子浓度(calcium)	Ca^{2+}	1.15～1.35 mmol/L
葡萄糖(glucose)	Glu	3.9～6.1 mmol/L
乳酸(lactate)	Lac	0.5～1.8 mmol/L
红细胞压积计算值(calculated hematocrit)	Hct(c)	35%～51%
血红蛋白总量(total hemoglobin)	tHb	110～160 g/L
标准碳酸氢盐(standard bicarbonate)	$cHCO_3$(SB)	22～28 mmol/L
实际碳酸氢盐(actual bicarbonate)	$cHCO_3$(AB)	22～28 mmol/L
氧饱和度计算值(calculated oxygen saturation)	SO_2(c)	90%～100%
细胞外碱剩余(*in vivo* base excess)	BEecf	－3～+3 mmol/L
全血碱剩余(*in vitro* base excess)	BE(B)	－3～+3 mmol/L

二、动脉导管护理技术操作流程

1. 目的

(1) 持续、动态监测血流动力学状况,为判断患者病情提供客观依据。

(2) 方便随时采集动脉血进行血气分析。

2. 操作流程(图 5-20)

3. 注意事项

(1) 将动脉导管连接紧密,固定牢固,防止松脱。

(2) 保持动脉导管通畅,预防动脉栓塞的形成;若冲洗液为肝素液,注意避免输入过多肝素而造成患者凝血障碍;若管道内有凝血块,禁止向血管内推注。

(3) 注意换能器零点位置,避免扰乱对患者病情的监测。

(4) 测压前进行零点校对,每次更换体位均需重新校对。

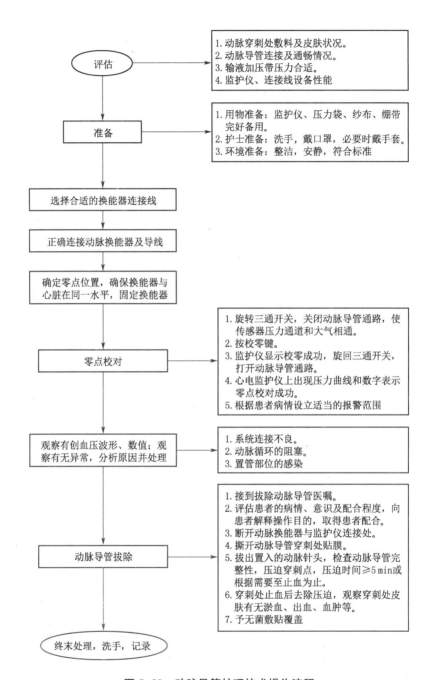

评估
1. 动脉穿刺处敷料及皮肤状况。
2. 动脉导管连接及通畅情况。
3. 输液加压带压力合适。
4. 监护仪、连接线设备性能

准备
1. 用物准备：监护仪、压力袋、纱布、绷带完好备用。
2. 护士准备：洗手，戴口罩，必要时戴手套。
3. 环境准备：整洁，安静，符合标准

选择合适的换能器连接线

正确连接动脉换能器及导线

确定零点位置，确保换能器与心脏在同一水平，固定换能器

零点校对
1. 旋转三通开关，关闭动脉导管通路，使传感器压力通道和大气相通。
2. 按校零键。
3. 监护仪显示校零成功，旋回三通开关，打开动脉导管通路。
4. 心电监护仪上出现压力曲线和数字表示零点校对成功。
5. 根据患者病情设立适当的报警范围

观察有创血压波形、数值；观察有无异常，分析原因并处理
1. 系统连接不良。
2. 动脉循环的阻塞。
3. 置管部位的感染

动脉导管拔除
1. 接到拔除动脉导管医嘱。
2. 评估患者的病情、意识及配合程度，向患者解释操作目的，取得患者配合。
3. 断开动脉换能器与监护仪连接处。
4. 撕开动脉导管穿刺处贴膜。
5. 拔出置入的动脉针头，检查动脉导管完整性，压迫穿刺点，压迫时间≥5 min或根据需要至止血为止。
6. 穿刺处止血后去除压迫，观察穿刺处皮肤有无淤血、出血、血肿等。
7. 予无菌敷贴覆盖

终末处理，洗手，记录

图 5-20　动脉导管护理技术操作流程

（5）换能器零点位置应与心脏保持同一水平,仰卧位时平腋中线,常作为校零的指示位置。若换能器位置高于心脏水平,血压读数过高,反之则过低。

（6）动脉导管拔除前需评估患者的病情、意识及配合程度。如果患者存在以下情况应汇报医生,评估是否需要延迟拔除动脉导管。如:①使用血管活性药物;②做上肢或乳腺手术、上肢有输液港或 PICC 导管等不方便测量无创血压;③意识淡漠或谵妄;④血气分析和电解质检查等结果异常。

（7）动脉导管拔除后注意压迫时间,避免时间过长而引起患者远端肢体缺血。解除压迫后注意观察穿刺点有无出血和血肿形成。

附:

视频 13：动脉测压管路的操作要点

三、静脉注射操作流程

1. 目的

为规范麻醉恢复室护士按医嘱执行静脉注射的操作流程,用于
不宜皮下注射、肌内注射或需迅速发生药效的药物,确保医嘱正确执行。

2. 操作流程(图 5-21)

3. 注意事项

（1）根据患者病情、年龄及药物性质,掌握药物注射速度并关注患者主诉,观察患者反应。

（2）推注药物前须先确保静脉通路通畅、在位,对刺激性强或特殊药物尤应注意,确认后方可推注。

（3）对于正在输液的患者,应注意有无配伍禁忌。

（4）严格执行无菌技术操作原则和查对制度。

四、密闭式静脉输血技术操作流程

1. 目的

（1）补充血容量,纠正贫血。

（2）补充血浆蛋白,改善营养状态,维持有效循环血量。

（3）补充各种凝血因子和血小板,改善凝血功能。

（4）补充抗体、补体等血液成分,增强免疫力,提高抗感染能力。

（5）排除有害物质,改善组织器官的缺氧状况。

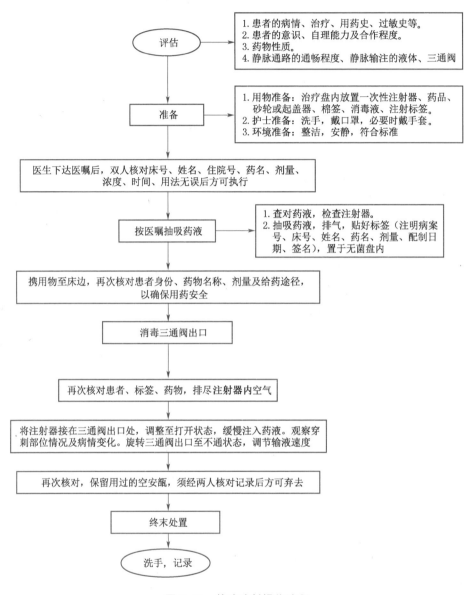

1. 患者的病情、治疗、用药史、过敏史等。
2. 患者的意识、自理能力及合作程度。
3. 药物性质。
4. 静脉通路的通畅程度、静脉输注的液体、三通阀

评估

1. 用物准备：治疗盘内放置一次性注射器、药品、砂轮或起盖器、棉签、消毒液、注射标签。
2. 护士准备：洗手，戴口罩，必要时戴手套。
3. 环境准备：整洁，安静，符合标准

准备

医生下达医嘱后，双人核对床号、姓名、住院号、药名、剂量、浓度、时间、用法无误后方可执行

1. 查对药液，检查注射器。
2. 抽吸药液，排气，贴好标签（注明病案号、床号、姓名、药名、剂量、配制日期、签名），置于无菌盘内

按医嘱抽吸药液

携用物至床边，再次核对患者身份、药物名称、剂量及给药途径，以确保用药安全

消毒三通阀出口

再次核对患者、标签、药物，排尽注射器内空气

将注射器接在三通阀出口处，调整至打开状态，缓慢注入药液。观察穿刺部位情况及病情变化。旋转三通阀出口至不通状态，调节输液速度

再次核对，保留用过的空安瓿，须经两人核对记录后方可弃去

终末处置

洗手，记录

图 5-21　静脉注射操作流程

2. 操作流程（图 5-22）

3. 注意事项

（1）在取血和输血过程中，严格执行无菌操作及查对制度。

（2）血制品不得加热，禁止随意加入其他药物，不得自行贮存，尽快应用。

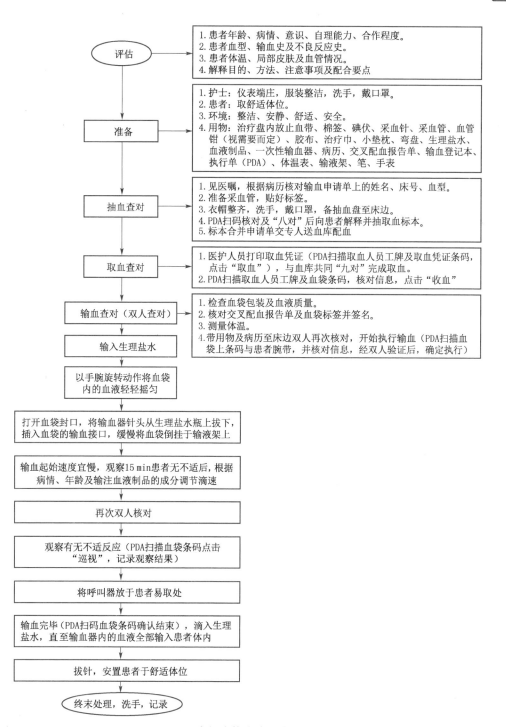

评估
1. 患者年龄、病情、意识、自理能力、合作程度。
2. 患者血型、输血史及不良反应史。
3. 患者体温、局部皮肤及血管情况。
4. 解释目的、方法、注意事项及配合要点

准备
1. 护士：仪表端庄，服装整洁，洗手，戴口罩。
2. 患者：取舒适体位。
3. 环境：整洁、安静、舒适、安全。
4. 用物：治疗盘内放止血带、棉签、碘伏、采血针、采血管、血管钳（视需要而定）、胶布、治疗巾、小垫枕、弯盘、生理盐水、血液制品、一次性输血器、病历、交叉配血报告单、输血登记本、执行单（PDA）、体温表、输液架、笔、手表

抽血查对
1. 见医嘱，根据病历核对输血申请单上的姓名、床号、血型。
2. 准备采血管，贴好标签。
3. 衣帽整齐，洗手，戴口罩，备抽血盘至床边。
4. PDA扫码核对及"八对"后向患者解释并抽取血标本。
5. 标本合并申请单交专人送血库配血

取血查对
1. 医护人员打印取血凭证（PDA扫描取血人员工牌及取血凭证条码，点击"取血"），与血库共同"九对"完成取血。
2. PDA扫描取血人员工牌及血袋条码，核对信息，点击"收血"

输血查对（双人查对）
1. 检查血袋包装及血液质量。
2. 核对交叉配血报告单及血袋标签并签名。
3. 测量体温。
4. 带用物及病历至床边双人再次核对，开始执行输血（PDA扫描血袋上条码与患者腕带，并核对信息，经双人验证后，确定执行）

输入生理盐水

以手腕旋转动作将血袋内的血液轻轻摇匀

打开血袋封口，将输血器针头从生理盐水瓶上拔下，插入血袋的输血接口，缓慢将血袋倒挂于输液架上

输血起始速度宜慢，观察15 min患者无不适后，根据病情、年龄及输注血液制品的成分调节滴速

再次双人核对

观察有无不适反应（PDA扫描血袋条码点击"巡视"，记录观察结果）

将呼叫器放于患者易取处

输血完毕（PDA扫码血袋条码确认结束），滴入生理盐水，直至输血器内的血液全部输入患者体内

拔针，安置患者于舒适体位

终末处理，洗手，记录

图 5-22 密闭式静脉输血技术操作流程

（3）体温＞38.5℃的患者暂不输血，或遵医嘱执行，并记录。

（4）输注开始后的 15 min 以及输血过程中应定期对患者进行监测。

（5）严格控制输血速度，对年老体弱、严重贫血、心衰患者应谨慎，滴速宜慢。

（6）注意 1 个单位的全血或成分血应在 4 h 内输完。

（7）全血、成分血和其他血液制品应在从血库取出后的 30 min 内输注。

（8）输血前遵医嘱使用抗过敏药物，输血前后及输注两袋血制品之间需要输入少量生理盐水。

（9）出现输血反应立即减慢或停止输血，更换输液器，用生理盐水维持静脉通畅，通知医生，做好抢救准备，保留余血并记录。输血完毕后，血袋保留 24 h 后"回收"。

五、足背动脉测量操作流程

1. 目的

了解患肢血供情况，为治疗提供依据。

2. 操作流程（图 5-23）

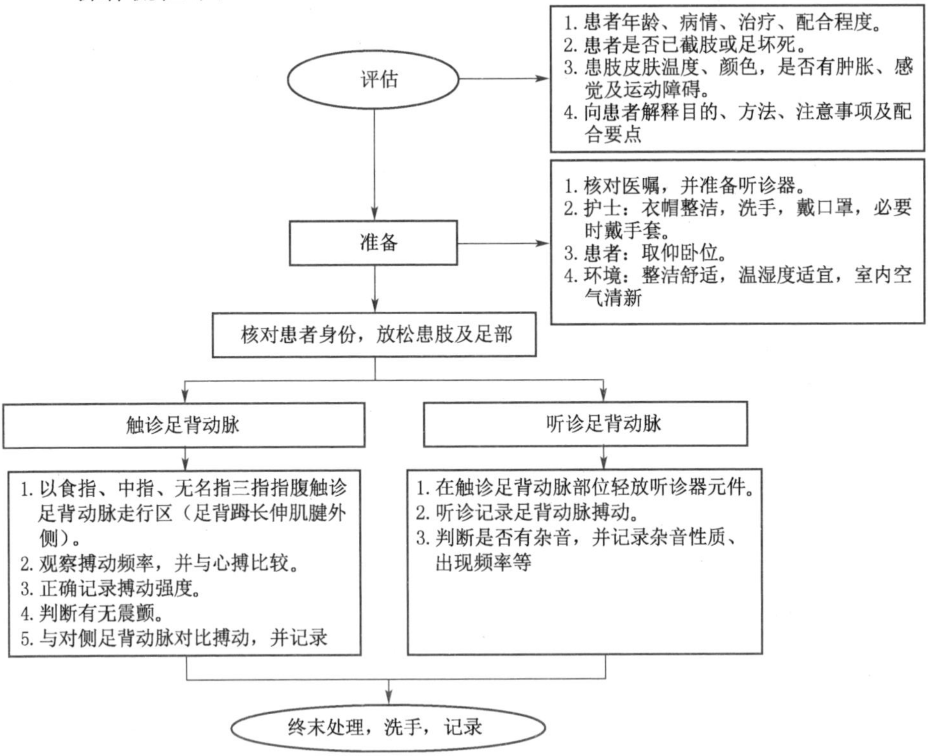

图 5-23　足背动脉测量操作流程

3. 注意事项

（1）正确记录搏动强度。搏动无：－。搏动极弱：±。搏动弱：＋。搏动正常：＋＋。搏动增强：＋＋＋。

（2）触诊不能用拇指。

（3）触诊范围足够大，时间够长。

第四节　仪器设备相关操作流程

一、患者入室呼吸机的使用及调节操作流程

1. 目的

辅助患者进行人工通气，维持患者通气或改善患者通气状况。

2. 操作流程（图 5-24）

3. 注意事项

（1）根据呼吸机、监护仪上的指标、患者病情、动脉血气结果及其发展趋势来调整呼吸机参数。

（2）一次性螺纹管单人单用，使用后按医疗废物处理。

（3）密切监测并记录生命体征的变化，特别是血氧饱和度、呼气末二氧化碳的变化；随时听诊双肺呼吸音，保持呼吸道通畅，必要时吸痰。

4. 知识拓展

呼吸机报警的管理

（1）气道压高限报警

① 患者因素：人机对抗、支气管痉挛、胃肠胀气、呼吸道分泌物多、气管导管移位等。

处理：调整呼吸机模式或重新设置各参数；给予镇静、心理护理；遵医嘱给予支气管扩张剂，胃肠减压，清理呼吸道分泌物；妥善固定气管导管，防止管道牵拉。

② 呼吸机回路因素：呼吸机回路打折、积水等。

处理：加强管道维护，清理呼吸机回路积水。

③ 人为因素：呼吸机高压报警上限设置不合理。

处理：调整设置参数。

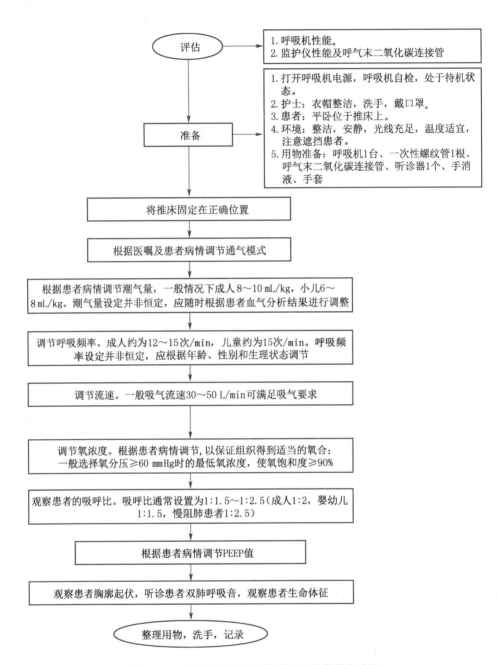

图 5-24　患者入室呼吸机的使用及调节操作流程

④ 机器故障：呼吸机吸气阀或呼气阀故障,压力传感器损坏。

处理：更换压力传感器或请工程师处理。

（2）气道压低限报警

① 患者因素：辅助呼吸时病情加重,自主呼吸减弱或停止,触发灵敏度过低而不能触发呼吸机,导致实际通气量低于所设定的患者需要达到报警范围。患者躁动导致呼吸机管道连结脱落。

处理：更换通气模式,适当给予镇静剂或头部制动。

② 呼吸机回路及气道原因：螺纹管漏气、呼吸机管道接口松动漏气,内部管道故障,气囊漏气。

处理：检查患者气道通畅性、各管道连接处。在应用呼吸机前应正确连接呼吸机管路,并连接模拟肺检查呼吸机状况,无故障后方可应用于患者;呼吸机内部管道问题请工程师维修解决;注意气囊压力。

③ 人为因素：吸气压力过低,报警设置过高,潮气量、每分钟通气量设定过小,气道峰值压力限制过低。

处理：调整设置参数,适量增加潮气量、每分钟通气量,合理设定限制气道峰值压力。

（3）分钟通气量过高报警

① 患者因素：患者自主呼吸频率比预设的呼吸频率快。

处理：首先查明原因,做相应处理,如适当调整触发灵敏度、加大通气量、增加氧浓度、给予镇静药等。

② 呼吸机回路因素：呼气流量监测传感器进水或堵塞。

处理：清除传感器内的积水和堵塞物,注意动作要轻柔,避免损坏监测传感器等。

③ 人为因素：分钟呼气量高限警报值设置过低或触发灵敏度设置过高,呼吸机面板上小儿、成人开关设置颠倒等。

处理：合理设置报警限度和调整触发灵敏度,根据机械通气对象合理选择使用对象开关。

（4）分钟通气量过低报警

① 患者因素：自主呼吸减弱,触发灵敏度过低而不触发呼吸机,导致实际通气量低于所设定的报警范围。

处理：根据患者病情增加通气量,考虑更换通气模式,正确设置触发灵敏度。

② 呼吸机回路或气囊因素：气囊破洞或注气不足致气道漏气,呼吸机管道或集水瓶连接不紧或破裂漏气。

处理：补足气囊气压或更换气管导管,清理或更换呼吸机管道或集水瓶。

③ 人为因素：分钟呼气量低限警报值设置过高。

处理：调整设置参数，合理设置报警限度。

二、低体温患者暖风机复温操作流程

1. 目的

用于术后低体温患者复温，预防术后寒战，预防低体温引起的并发症，促进患者舒适等。

2. 操作流程(图5-25)

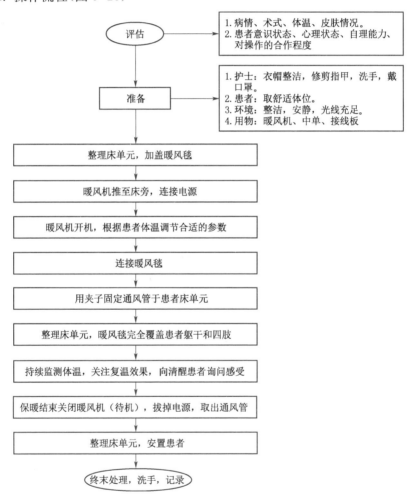

图 5-25　低体温患者暖风机复温操作流程

3. 注意事项

（1）复温措施宜及早应用。

（2）通风管置于患者健侧，避免接触患者皮肤。

（3）使用中关注患者主诉、体温、体感，防止其体温过高。

三、机械通气患者呼吸机脱机操作流程

1. 目的

了解全身麻醉术后患者呼吸状态，为安全拔除气管内导管做准备。

2. 操作流程（图 5-26）

3. 注意事项

（1）脱机前评估患者神志及配合程度。

（2）脱机前严格掌握脱机指征，备好急救物品。

（3）与患者充分沟通，取得患者配合。

（4）脱机时关注患者状态，防止其呛咳。

（5）对于患有慢性阻塞性肺疾病、二型呼吸衰竭者，氧流量调至 1～2 L/min。

四、简易呼吸器的使用操作流程

1. 目的

对于各种原因所致严重缺氧、呼吸困难、自主呼吸停止，利用加压气囊直接给氧，使患者得到充分氧气供应，改善其组织缺氧状态。

2. 操作流程（图 5-27）

3. 注意事项

（1）根据患者选择合适的面罩，单向活瓣方向须安装正确。

（2）如怀疑患者有颈椎损伤，开放气道时应采用双手托下颌法。

（3）挤压时面罩不能漏气，同时避免损伤患者皮肤黏膜。

（4）挤压球囊时潮气量适中，约 500～600 mL，见到胸廓起伏即可（一般情况下 1.5 L 简易呼吸器挤压 1/2，2 L 简易呼吸器挤压 1/3）。

（5）给予适当的人工呼吸频率：美国心脏协会 2015 年建议，如果有脉搏、没有正常呼吸，成人每 5～6 s 给予一次呼吸（10～12 次/min）；婴儿和儿童每 3～5 s 给予一次呼吸（12～20 次/min）。在心肺复苏时，如果没有建立高级气道（如气管插管等），使用 30：2 的比例进行按压通气；如果已建立高级气道（如气管插管等），医护人员可以每 6 s 进行 1 次人工呼吸（10 次/min），同时持续进行胸部按压。

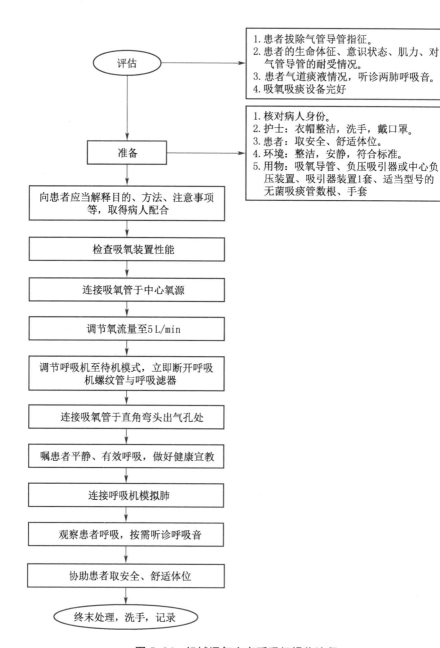

评估 → 1. 患者拔除气管导管指征。
2. 患者的生命体征、意识状态、肌力、对气管导管的耐受情况。
3. 患者气道痰液情况，听诊两肺呼吸音。
4. 吸氧吸痰设备完好

准备 → 1. 核对病人身份。
2. 护士：衣帽整洁，洗手，戴口罩。
3. 患者：取安全、舒适体位。
4. 环境：整洁，安静，符合标准。
5. 用物：吸氧导管、负压吸引器或中心负压装置、吸引器装置1套、适当型号的无菌吸痰管数根、手套

向患者应当解释目的、方法、注意事项等，取得病人配合

检查吸氧装置性能

连接吸氧管于中心氧源

调节氧流量至5L/min

调节呼吸机至待机模式，立即断开呼吸机螺纹管与呼吸滤器

连接吸氧管于直角弯头出气孔处

嘱患者平静、有效呼吸，做好健康宣教

连接呼吸机模拟肺

观察患者呼吸，按需听诊呼吸音

协助患者取安全、舒适体位

终末处理，洗手，记录

图 5-26 机械通气患者呼吸机操作流程

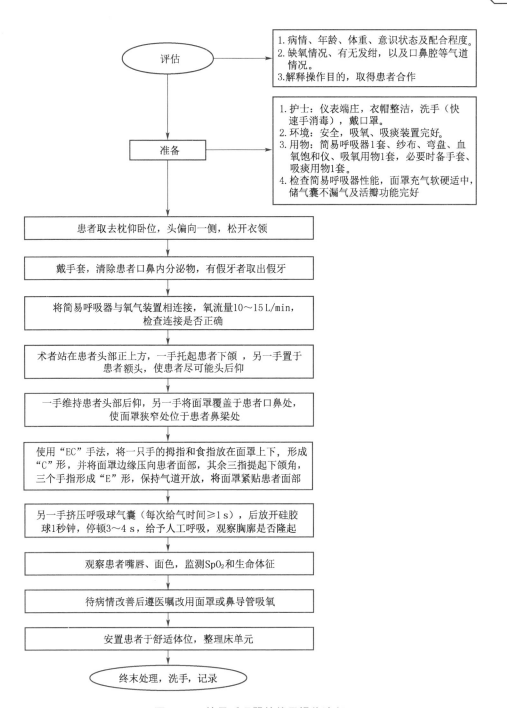

图 5-27　简易呼吸器的使用操作流程

五、输液泵的使用操作流程

1. 目的

准确控制输液速度或量,使药物速度均匀、用量准确并安全地进入患者体内发生作用,避免药物浓度波动过大而产生副作用。

2. 操作流程(图 5-28)

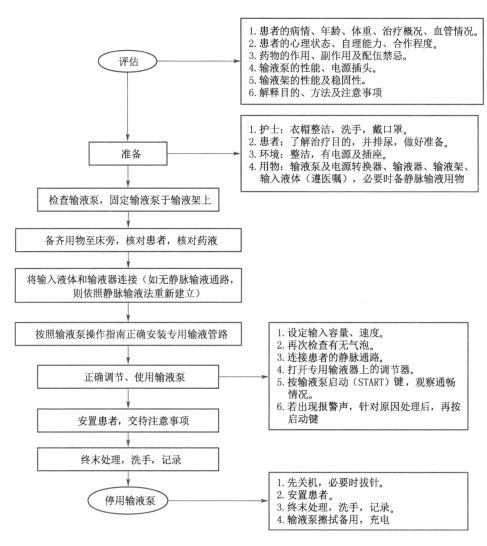

图 5-28　输液泵的使用操作流程

3. 注意事项

（1）正确设定输液速度及其他必需参数,防止设定错误延误治疗。使用中,如需更改输液速度,则先按停止键,重新设置后再按启动键。

（2）特殊用药需有特殊标记,避光药物需用避光输液泵管。

（3）护士随时查看输液泵的工作状态,及时排除报警、故障,防止液体输入失控。

（4）输液时应加强巡视,密切观察穿刺部位,防止发生液体外渗,及时处理异常情况。

（5）根据产品使用说明书制定输液泵维护周期,输液泵不用时应注意充电。

六、微量泵的使用操作流程

1. 目的

（1）准确控制输液速度或量。

（2）药物剂量精确,均匀、持续输入病人体内,产生最理想的效果。

（3）避免药物浓度波动而产生副作用。

2. 操作流程(图5-29)

3. 注意事项

（1）正确设定输液速度及其他必需参数,防止设定错误,延误治疗。

（2）随时查看微量注射泵的工作状态,及时排除报警、故障,防止液体输入失控。

（3）需避光的药液,应用避光注射器及泵管。

（4）使用中如需更改输注速度,先按停止键,重新设置后再按启动键;更换药液时,应暂停输注,更换完毕复查无误后,再按启动键。

（5）持续使用时,每24 h更换微量泵管道及注射器。

（6）依据产品使用说明书制定微量泵预防性维护周期。

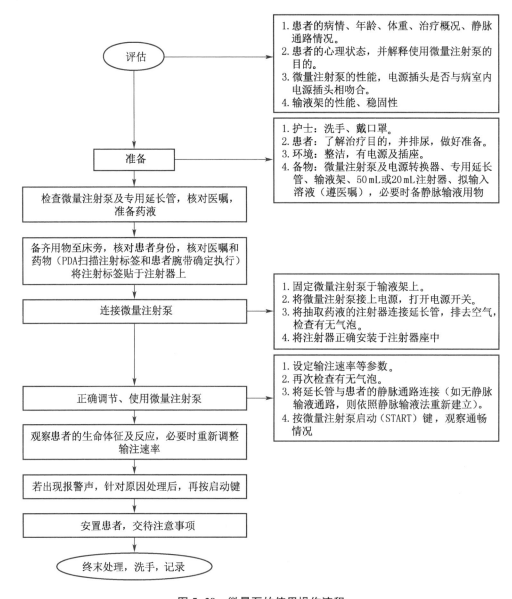

评估 → 1. 患者的病情、年龄、体重、治疗概况、静脉通路情况。
2. 患者的心理状态，并解释使用微量注射泵的目的。
3. 微量注射泵的性能，电源插头是否与病室内电源插头相吻合。
4. 输液架的性能、稳固性

准备 → 1. 护士：洗手、戴口罩。
2. 患者：了解治疗目的，并排尿，做好准备。
3. 环境：整洁，有电源及插座。
4. 备物：微量注射泵及电源转换器、专用延长管、输液架、50 mL或20 mL注射器、拟输入溶液（遵医嘱），必要时备静脉输液用物

检查微量注射泵及专用延长管，核对医嘱，准备药液

备齐用物至床旁，核对患者身份，核对医嘱和药物（PDA扫描注射标签和患者腕带确定执行）将注射标签贴于注射器上

连接微量注射泵 → 1. 固定微量注射泵于输液架上。
2. 将微量注射泵接上电源，打开电源开关。
3. 将抽取药液的注射器连接延长管，排去空气，检查有无气泡。
4. 将注射器正确安装于注射器座中

正确调节、使用微量注射泵 → 1. 设定输注速率等参数。
2. 再次检查有无气泡。
3. 将延长管与患者的静脉通路连接（如无静脉输液通路，则依照静脉输液法重新建立）。
4. 按微量注射泵启动（START）键，观察通畅情况

观察患者的生命体征及反应，必要时重新调整输注速率

若出现报警声，针对原因处理后，再按启动键

安置患者，交待注意事项

终末处理，洗手，记录

图 5-29　微量泵的使用操作流程

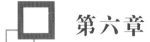

第六章

麻醉恢复室常见应急处置

第一节　患者相关应急处置

一、伤口出血

1. 应急处置内容

（1）患者伤口敷料出现血染。

（2）判断血染范围。

① 若血染范围较大,打开敷料评估,然后消毒处理,并用无菌棉签轻压伤口,观察有无血液持续溢出。如伤口皮下血液持续溢出,通知手术医生进行处理;若血液没有持续溢出,护士消毒处理以减少伤口感染的发生,更换敷料。

② 若血染范围较小,应详细记录观察的时间、敷料血染范围及出血时患者的生命体征情况。

（3）持续观察,做好交接班。

2. 应急处置流程(图 6-1)

二、气管切开套管脱出的应急处置

1. 应急处置内容

（1）气管切开套管脱出。

（2）通知医生,遵医嘱根据患者情况进行处理。

① 当患者气管切开时间超过 1 周、窦道形成时,更换套管重新置入,听诊呼吸音。严密观察血氧饱和度的变化。

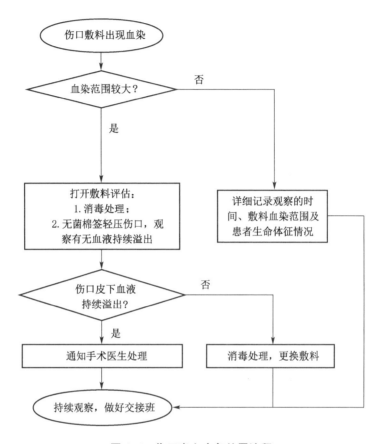

图 6-1　伤口出血应急处置流程

② 气管切开时间在 1 周以内,若患者上呼吸道通畅且无明显的呼吸困难可使用无菌纱布盖住切口处;若患者上呼吸道通畅但出现了呼吸困难,立即用无菌止血钳撑开气管切开处,迅速经氧面罩给氧,之后立即配合医生在原来气管切开处进行气管插管。

(3) 迅速准备好抢救药品和物品;如患者出现心搏骤停,立即给予心脏按压。

(4) 严格观察患者生命体征及神志、瞳孔、血氧饱和度的变化。

(5) 患者病情稳定后,由专人护理,补记抢救记录。

2. 应急处置流程(图 6-2)

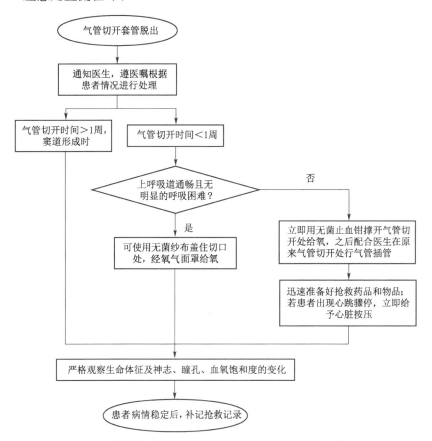

图 6-2　气管切开套管脱出应急处置流程

三、脉氧饱和度下降的应急处置

1. 应急处置内容

(1)患者脉氧饱和度下降。

(2)护士及时处理。

① 检查脉氧指夹位置、指端是否温暖,再次测量。

② 确认氧气装置是否完好、通畅,有无氧气输出。

③ 清理呼吸道,保持呼吸道通畅。

(3)确认后脉氧饱和度仍未上升,立即汇报医生并协助处理。

① 协助医生面罩加压给氧,备简易呼吸气囊或准备呼吸机,备气管插管用物,

必要时协助医生进行气管插管。

② 机械通气患者遵医嘱调节呼吸机参数,增加氧浓度,调整 PEEP,促进肺扩张,增加肺泡有效通气量。

③ 对气管插管患者注意排除麻醉机回路的机械故障,注意气管导管的位置、深度,清除气道分泌物。

④ 密切观察血氧饱和度、意识情况、血气分析结果及患者口唇颜色。

(4) 及时完成护理记录,做好交接班。

2. 应急处置流程(图 6-3)

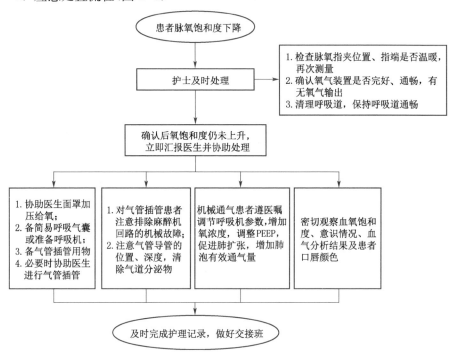

图 6-3　脉氧饱和度下降应急处理流程

四、喉痉挛的应急处置

1. 应急处置内容

(1) 发现患者呼吸困难,出现三凹征,伴有喉鸣音及 SpO_2 下降。

(2) 立即停止一切刺激操作,通知医生共同处理:

① 轻度喉痉挛在去除刺激后会自行缓解。

② 中度喉痉挛需立即头后仰,托起下颌,吸氧。

③ 重度喉痉挛麻醉面罩加压通气。

（3）遵医嘱解除痉挛：

① 解痉：沙丁胺醇气雾剂喷雾。

② 镇静药物：静注丙泊酚、氯胺酮等。

③ 抗炎抗过敏药物：静滴氢化可的松。

④ 严重者，给予肌松药物，再次行气管插管。

（4）与患者沟通，安慰患者，嘱其放松。

（5）紧急情况下，可采用 16 G 以上粗针行环甲膜穿刺给氧。

（6）呼吸、循环支持，纠正酸碱失衡。

2. 应急处置流程（图 6-4）

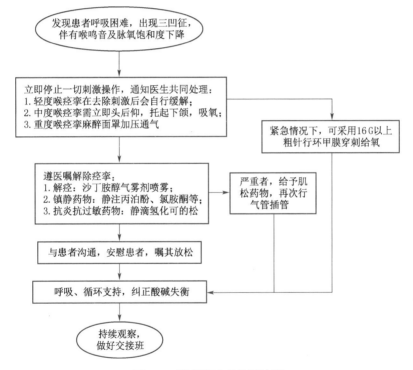

图 6-4　喉痉挛应急处置流程

五、气管插管意外拔管的应急处置

1. 应急处置内容

（1）发现患者气管插管意外拔管，应立即通知医生。

（2）立即评估患者病情,紧密观察患者生命体征和血氧饱和度的变化。

（3）如患者自主呼吸强、血氧饱和度良好,给予高流量吸氧,安慰患者,指导患者呼吸。

（4）如患者呼吸急促、血氧饱和度明显下降、情绪激动、烦躁不安,立即开放气道,并给予简易呼吸器加压给氧,其间注意防止患者胃肠胀气;或协助麻醉医生行气管插管,使用呼吸机机械通气(详见:紧急气管插管配合的操作流程)。

（5）按医嘱进行处理,做好记录。

（6）上报护理不良事件(非计划拔管)。

（7）严格交接班。

2. 应急处置流程(图 6-5)

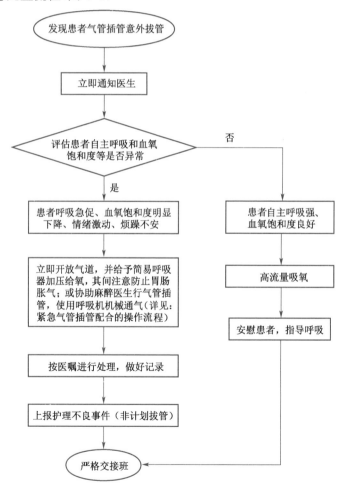

图 6-5　气管插管意外拔管处置流程

六、躁动的应急处置

1. 应急处置内容

（1）患者突然发生躁动。护士应立即呼叫其他周围人员帮助，通知医生。

（2）立即处理：

① 沟通：尝试稳定病人情绪。

② 约束：功能体位固定或保护性约束，注意观察肢体末端血供。

③ 观察：严密监测生命体征，保证供氧和呼吸道通畅。

④ 处理：遵医嘱使用镇静镇痛药物等处理。

⑤ 完善护理记录，做好交接班。

2. 应急处置流程（图6-6）

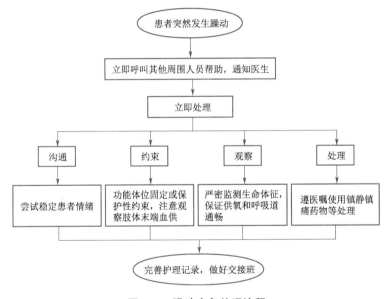

图6-6　躁动应急处理流程

七、误吸的应急处置

1. 应急处置内容

（1）发现患者发生误吸。

（2）汇报医生，观察患者生命体征，立即紧急处理：

① 非人工气道者，迅速将患者头偏向一侧或取侧卧位，及时清除口腔及呼吸

道分泌物。

②可采用头低脚高位,叩背、吸痰,给予高流量吸氧;评估患者的生命体征、面色、呼吸、SpO_2、意识等,必要时做心肺复苏,协助医生行气管插管。已建立人工气道者,迅速给人工气道气囊通气,同时经人工气道、口腔及声门下吸引分泌物。

(3)积极查找误吸原因,回抽胃残余量并给予胃肠减压。

(4)遵医嘱积极处理,继续监测生命体征。必要时协助医生行床旁纤维支气管镜检查。

(5)安置患者,做好记录。

2. 应急处置流程(图6-7)

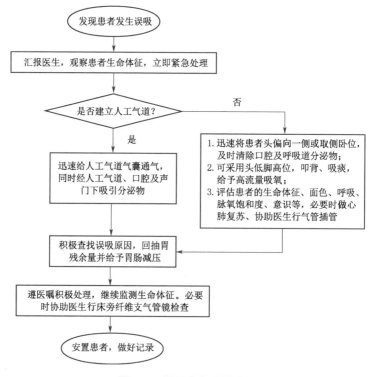

图6-7 误吸应急处置流程

八、尿潴留的应急处置

1. 应急处置内容

(1)患者发生尿潴留。

(2)及时评估并汇报医生。

（3）及时处理

① 物理治疗：a.听流水声。利用条件反射缓和排尿抑制，使患者产生尿意，促使排尿。b.热敷。用热毛巾或热水袋敷患者下腹膀胱区，热刺激可以使腹部、膀胱区局部血液循环加快，尿道括约肌松弛，并促使膀胱和尿道消肿，反射性刺激膀胱逼尿肌收缩，促进排尿。

② 遵医嘱使用 α 受体阻滞剂等药物，促进逼尿肌收缩和膀胱括约肌松弛，解除尿道括约肌痉挛，促进排尿。

③导尿：a.如果以上方法都没有明显效果，患者膀胱依旧充盈，且不能自行排尿，可在 PACU 期间实施一次性导尿。b.置入导尿管后，不可以一次性排空膀胱，每次 $500\sim800$ mL 间歇缓慢放出尿液为宜，以防膀胱内压突然下降而发生膀胱出血。c.记录导尿后 $10\sim15$ min 内引流的尿量。d.若患者尿量>400 mL，转回至病房时可留置尿管。

④ 做好记录和交接班。

2. 应急处置流程（图 6-8）

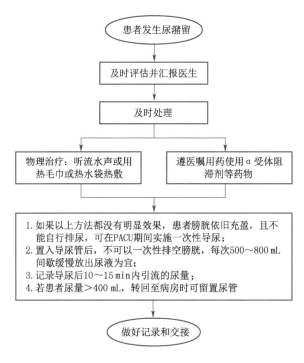

图 6-8　尿潴留应急处置流程

九、坠床的应急处置

1. 应急处置内容

（1）发现患者坠床，护士应立即报告当班医生，共同处理。

① 医生：查体，判断患者意识、有无出血、骨折等，认定伤情，决定可否移动患者。

② 护士：安慰患者及家属，协助处理伤口，钝化医患矛盾。

（2）医护人员协助患者转移至病床，加强防护措施。

（3）根据患者情况完善相关检查，必要时请求会诊。

（4）严密观察病情，及时汇报，执行治疗护理措施，加强沟通。

（5）详细记录事情经过并交接班。

（6）上报护理不良事件（坠床）。

2. 应急处置流程（图 6-9）

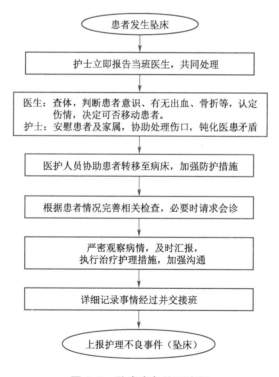

图 6-9　坠床应急处理流程

十、转运过程突发病情变化的应急处置

1. 应急处置内容

（1）患者转运过程中突发病情变化。

（2）应用运送至必备的抢救药物和设备立即给予现场紧急救治,寻求帮助。

（3）必要时将患者送至最近的医疗单元抢救。

（4）密切观察患者病情变化,做好记录。

（5）及时通知转运科室做好抢救准备工作。

（6）必要时报告医务处、护理部,晚夜间、节假日汇报医疗总值班、护理总值班和行政总值班共同协调处理。

（7）安抚患者及其家属,做好沟通。

（8）严格交接班。

2. 应急处置流程(图 6-10)

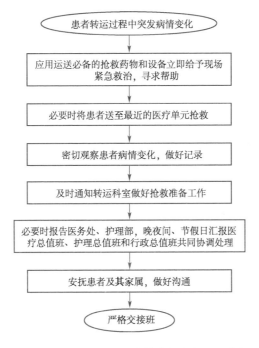

图 6-10　转运过程突发病情变化应急处置流程

第二节　治疗相关应急处置

一、输液不良反应的应急处置

1. 应急处置内容

（1）夹闭调节器，更换液体及输液器，保留静脉输液通道待检。

（2）报告医生，遵医嘱给药，根据不同类型予相应处理。

（3）情况严重者就地抢救，必要时做心肺复苏。

（4）密切观察患者病情，记录生命体征变化及抢救经过。

（5）填写药物不良反应事件报告表，及时上报药学部，短期内连续出现 3 例输液反应，通知感染管理科。

（6）输液器和药袋（瓶）保留，必要时取同批次输液器和药物送检。

（7）加强巡视，做好心理护理。

2. 应急处置流程（图 6-11）

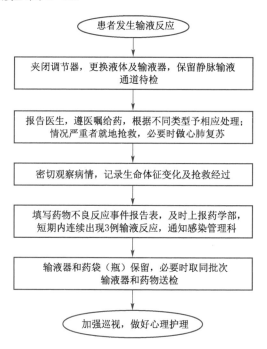

图 6-11　输液不良反应急处置流程

二、输血不良反应的应急处置

1. 应急处置内容

（1）发生输血不良反应。

（2）立即减慢或停止输血，用生理盐水滴注保持静脉通路通畅。

（3）立即通知麻醉医师和输血科（血库）值班人员，及时检查、治疗和抢救，并查找原因，做好记录。

（4）再次核对病历、交叉配血报告单、血袋标签、血液性状等各项内容。

（5）遵医嘱及时检查、治疗和抢救患者，查找原因，做好记录。

① 患者症状缓解，继续输血。

② 停止输血者，完成输血不良反应上报，并将输血反应登记表、原袋余血及输血器送回输血科。

（6）严密观察患者病情，及时完成护理记录。

2. 应急处置流程（图 6-12）

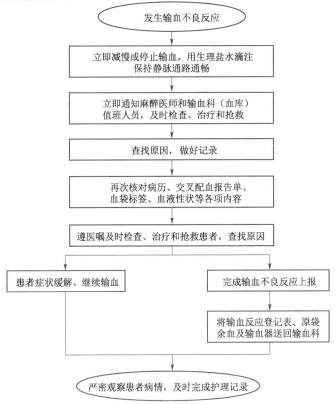

图 6-12 输血不良反应应急处置流程

三、过敏性休克的应急处置

1. 应急处置内容

（1）患者出现过敏性休克。

（2）立即停用或消除过敏物质，开通两条及以上静脉通路，取平卧位或休克卧位就地抢救。

（3）报告医生，遵医嘱用药：大腿中部外侧注射肾上腺素 0.01 mg/kg（最多 0.5 mg），如有必要每 5～15 min 或更短时间重复 1 次。

（4）吸氧，保持呼吸道通畅，必要时行气管插管。

（5）如发生心跳呼吸骤停，立即行心肺复苏。

（6）密切观察患者病情变化，注意保暖，记录患者生命体征和抢救过程。

（7）加强巡视，做好心理护理。

2. 应急处置流程（图 6-13）

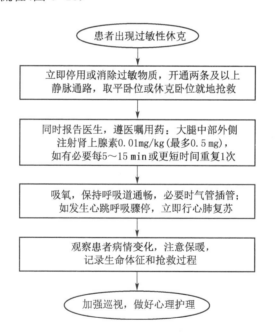

图 6-13　过敏性休克应急处置流程

四、血管通路意外拔管或打折的应急处置

1. 应急处置内容

（1）意外拔管

① 穿刺点局部消毒压迫止血，检查导管的完整性。

② 立即汇报护士长、医生。

③ 根据情况，遵医嘱决定是否重新置管。

④ 填写非计划拔管上报表。

（2）导管断裂

① 判断断裂部位，做针对性处理。通知护士长、医生。

② 体内部分断裂：缓慢轻柔拔出导管少许，寻找断裂部分，根据情况，遵医嘱进行拔管等处理。

③ 体内全部断裂：立即用手指或止血带压住导管远端的血管，制动，帮助患者取头低左侧卧位，安慰患者，请介入科会诊，制定移除导管的方案。

④ 体外断裂：立即折返导管，用胶布妥善固定。寻找断裂部分，根据情况遵医嘱修复导管或拔管。

⑤ 处置过程中观察患者病情，记录处置经过。

⑥ 严格交接班。

2. 应急处置流程（图6-14）

五、药物外渗/渗出的应急处置

1. 应急处置内容

（1）立即终止输液，抬高患肢。

（2）断开给药装置，用2 mL注射器将液体尽量抽出后再轻压拔针。

（3）快速评估：评估外渗药物的名称、浓度、毒副作用，并根据药物渗出临床表现与分级表（表6-1）评估药物渗出级别和严重性。

（4）非刺激性药物渗出，遵医嘱热敷或药物湿热敷。

（5）发泡性及刺激性药物渗出，与医生和静疗组沟通，共同制定治疗方案。

① 遵医嘱使用相应解毒剂或实施外渗局部环形封闭。

② 当外渗药液为对组织有刺激性的药物（如多巴胺、氨茶碱、肾上腺素、去甲肾上腺素、间羟胺、苯妥英钠、高浓度营养液、氯化钾、20%甘露醇、造影剂、阿霉素及柔红霉素等）时，可冷敷24 h，防止冻伤；当外渗药液为植物生物碱类药物（如长

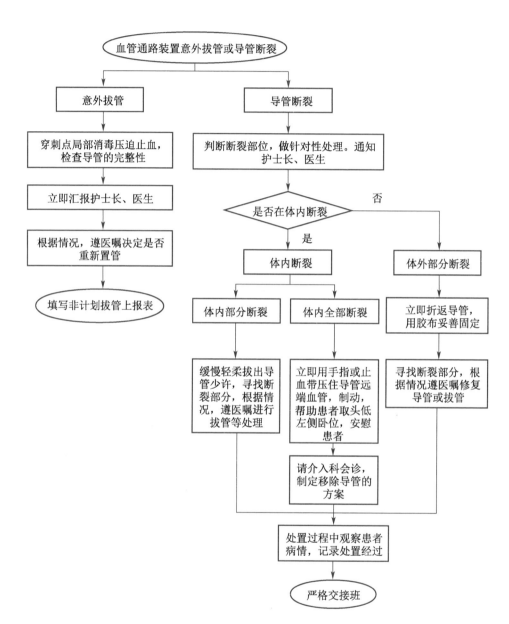

图 6-14　血管通路意外拔管或打折应急处理流程

春碱、长春新碱、草酸铂及奥沙利铂等)时,首选热敷,禁冷敷。

③ 抬高患肢避免受压。

④ 如发生溃疡,可请伤口组会诊共同参与处理。

(6) 观察评估患者皮肤颜色、温度、感觉、关节活动和肢端血运情况,直至症状消失。

(7) 记录观察与处置经过。

(8) 上报输液并发症。

2. 应急处置流程(图 6-15)

表 6-1　药物渗出临床表现与分级表

分级	表　　现
0 级	没有症状
1 级	皮肤发白,水肿范围的最大直径<2.5 cm,皮肤发凉,伴或不伴疼痛
2 级	皮肤发白,水肿范围的最大直径为 2.5~15 cm,皮肤发凉,伴轻到中等程度疼痛
3 级	皮肤发白,呈半透明状,水肿范围的最大直径>15 cm,皮肤发凉,伴轻到中等程度疼痛
4 级	皮肤发白,呈半透明状,皮肤紧绷,有渗出,呈凹陷性水肿,皮肤变色,有瘀伤、肿胀,水肿范围的最小直径>15 cm,出现循环障碍,伴中度到重度程度疼痛

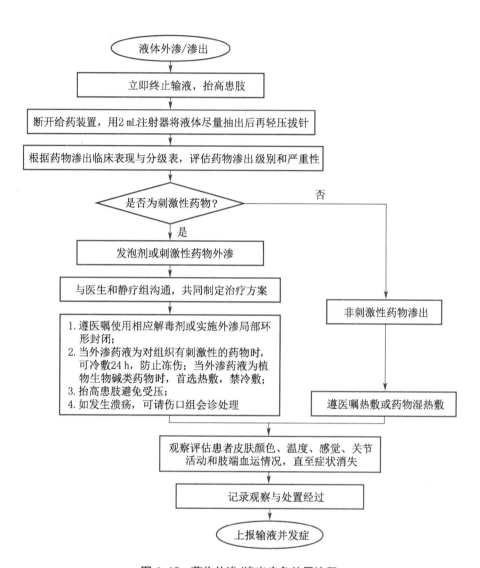

图 6-15　药物外渗/渗出应急处置流程

第三节 仪器设备相关应急处置

一、呼吸机故障的应急处置

1. 应急处置内容

(1) 使用呼吸机过程中突发故障。

(2) 将患者气管导管与呼吸机管路断开,通知医生。

(3) 可暂时脱机者,遵医嘱调节适合的氧流量。

(4) 不可以脱机者,用简易呼吸器辅助通气。

(5) 观察患者病情变化,及时处理紧急情况。

(6) 查找故障原因。

① 能自行解决,排除故障。

② 不能自行解决,致电工程师处报修,借调备用机。

(7) 恢复呼吸机使用,完成护理记录。

2. 应急处置流程(图 6-16)

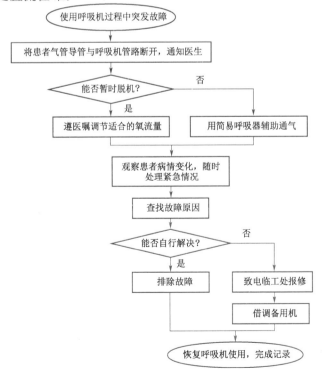

图 6-16 呼吸机故障应急处理流程

213

二、麻醉机故障的应急处置

1. 应急处置内容

（1）使用麻醉机过程中出现故障。

（2）立即采用手动模式控制患者呼吸。若手动模式失效，则采用简易呼吸器控制呼吸。

（3）联系设备工程师。若故障能及时处理，继续使用；若故障无法解决，将故障麻醉机做好标记移至仪器设备间，更换麻醉机。

（4）麻醉机恢复使用，做好记录。

2. 应急处置流程（图 6-17）

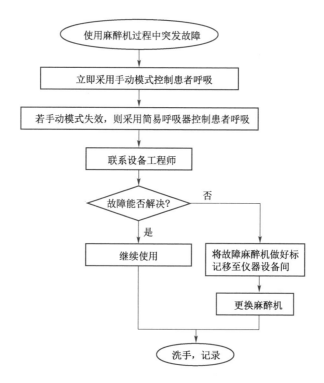

图 6-17　麻醉机故障应急处置流程

三、监护仪故障的应急处置

1. 应急处置内容

（1）监护仪发生故障。

（2）查找故障原因。

（3）若故障排除，继续监护；若故障暂时不能排除，更换监护仪，并标注故障内容，请工程师维修。若暂时无法更换监护仪，自动监测改为手动监测（血压：用台式血压计测量。心率：触摸颈动脉搏动。呼吸：观察胸廓起伏。血氧：观察口唇颜色），并记录监测结果。

（4）监护仪恢复使用，做好记录。

2. 应急处置流程（图 6-18）

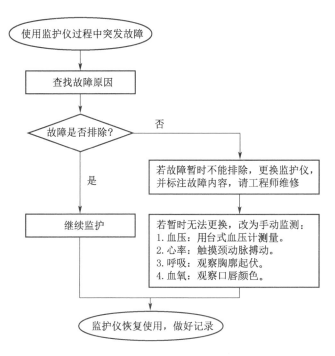

图 6-18　监护仪故障应急处置流程

四、中心负压吸引设备故障的应急处置

1. 应急处置内容
(1) 中心吸痰装置使用中突发故障。
(2) 分离吸痰管与中心吸痰装置。
(3) 更换电动吸引装置。
(4) 密切观察患者病情。
(5) 安慰患者。
(6) 通知行政处维修。
(7) 汇报护士长。
2. 应急处置流程(图 6-19)

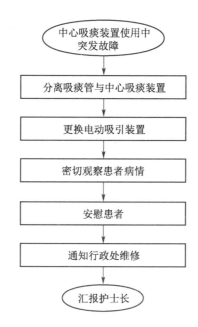

图 6-19 中心负压吸引设备故障应急处置流程

五、中心负压吸氧设备故障的应急处置

1. 应急处置流程

（1）中心吸氧装置使用中突发故障。

（2）更换氧气筒继续吸氧，并按需调节流量。

（3）密切观察患者病情变化。

（4）安慰患者。

（5）电话通知行政处维修。

（6）向护士长汇报。

2. 应急处置流程（图6-20）

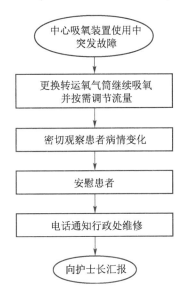

图6-20　中心负压吸氧设备故障应急处置流程

1	麻醉恢复室	post-anesthesia care unit，PACU
2	手持电脑设备	personal digital assistant，PDA
3	心率	heart rate，HR
4	有创血压	invasive blood pressure，IBP
5	无创血压	non-invasive blood pressure，NIBP
6	呼气末二氧化碳分压	end-tidal carbon dioxide partial pressure，$PetCO_2$
7	双频谱指数	bispectral index，BIS
8	中心静脉压	central venous pressure，CVP
9	肺动脉楔压	wedge pressure of pulmonary artery，PAWP
10	心室舒张末期容量	end-diastolic volume，EDV
11	每搏量变异度	stroke volum variation，SVV
12	动脉血二氧化碳分压	partial pressure of carbon dioxide in arterial blood，$PaCO_2$
13	重症监护疼痛观察工具	critical care pain observation tool，CPOT
14	数字评定量表	numerical rating scale，NRS
15	面部表情疼痛评估法	wong-baker faces pain scale revision，FPS-R
16	电视胸腔镜手术	video assisted thoracoscopic surgery，VATS
17	颈动脉内膜剥脱术	carotid endarterectomy，CEA
18	保留肾单位手术	nephron sparing surgery，NSS

19	肾肿瘤剜除术	renal tumor enucleation，RTE
20	根治性肾切除术	radical nephrectomy，RN
21	终末期肾病	end-stage renal disease，ESRD
22	腹膜后外科微创手术	minimally invasive surgery，MIS
23	腹腔内腹腔镜肾上腺切除术	laparoscopic transperitoneal adrenalectomy，LTA
24	后位后腹腔镜肾上腺切除术	posterior rretroperitoneoscopic adrenalectomy，PRA
25	骨筋膜室综合征	osteofascial compartment syndrome，OCS
26	脂肪栓塞综合征	fat Embolism syndrom，FES
27	青少年特发性脊柱侧凸	adolescent idiopathic scoliosis，AIS
28	功能性鼻内镜手术	functional endoscopic sinus surgery，FESS
29	慢性阻塞性肺疾病	chronic obstructive pulmonary disease，COPD
30	急性肺水肿	acute pulmonary edema，APE
31	过度换气综合征	hyperventilation syndrome，HVS
32	病人自控镇痛	patient controlled analgesia，PCA
33	视觉模拟量表	visual analogue scale，VAS
34	数字评定量表	numerical rating Scale，NRS
35	口头评分法	verbal rating scale，VRS
36	意识模糊评估法	the confusion assessment method for ICU，CAM-ICU
37	躁动镇静量表	richmond agitation-sedation scale，RASS
38	镇静-躁动量表	sedation agitation scale，SAS
39	术中知晓	awareness with recall，AWR
40	脑血管意外	cerebral vascular accident，CVA
41	术后恶心呕吐	postoperative nausea and vomiting，PONV
42	椎管内麻醉	neuraxial anesthesia，NA
43	硬膜外麻醉和脊麻-硬膜外联合阻滞	combined spinal-epidural，CSE
44	压力性损伤	pressure injury，PI

参考文献

［1］邓小明,姚尚龙,于布为,等.现代麻醉学［M］.4 版.北京：人民卫生出版社,2014.

［2］刘保江,晁储璋.麻醉护理学［M］.北京：人民卫生出版社,2013.

［3］曾因明,王斌全,刘保江,等.麻醉护理工作手册［M］.北京：人民卫生出版社,2016.

［4］徐启明.临床麻醉学［M］.北京：人民卫生出版社,2006.

［5］李文志,姚尚龙.麻醉学［M］.4 版.北京：人民卫生出版社,2018.

［6］刘延青,崔健君.实用疼痛学［M］.北京：人民卫生出版社,2013.

［7］刘惠军,强万敏.护理中的人文关怀［M］.北京：北京大学医学出版社有限公司,2017.

［8］曹克将,陈明龙,江洪,等.室性心律失常中国专家共识［J］.中华心律失常学杂志,2016,20(4)：283-325.

［9］万丽,赵晴,陈军,等.疼痛评估量表应用的中国专家共识(2020 版)［J］.中华疼痛学杂志,2020,16(3)：177-187.

［10］中华医学会麻醉学分会.成人手术后疼痛处理专家共识［J］.临床麻醉学杂志,2017,33(9)：911-917.

［11］冷希圣,韦军民,刘连新,等.普通外科围手术期疼痛处理专家共识［J］.中华普通外科杂志,2015,30(2)：166-173.

［12］中华医学会麻醉学分会.2017 版中国麻醉学指南与专家共识［M］.北京：人民卫生出版社,2017.

［13］中华国际医学交流基金会 PMDT 专业委员会.多学科疼痛管理组织构建的专家共识［J］.临床麻醉学杂志,2017,33(1)：84-87.

［14］杨立群,周双琼,俞卫锋,等.围术期规范化镇痛管理基本技术及药物的专家共识［J］.中华麻醉学杂志,2017,37：3-14.

[15] 张冉,王宏伟,费敏,等.围术期规范化镇痛管理实施原则的专家共识[J].中华麻醉学杂志,2017,37：15-23.

[16] 马艳辉,王天龙.术后镇痛方案的专家共识[J].中华麻醉学杂志,2017,37：24-28.

[17] 陈思,徐仲煌.术后镇痛随访及管理方案的专家共识[J].中华麻醉学杂志,2017.

[18] 汤铂,王小亭,陈文劲,等.重症患者谵妄管理专家共识[J].中华内科杂志,2017,37：29-30.

[19] 马正良,易杰,黄宇光.围手术期患者低体温防治专家共识(2017)[J].协和医学杂志,2017,11(6)：352-358

[20] 马虹,王国林,王俊科,等.2017版中国麻醉学指南与专家共识[M].北京：人民卫生出版社,2017.

[21] 米卫东,万里,王庚.外周神经阻滞并发症防治专家共识[J].临床麻醉学杂志,2020,36(9)：913-919.

[22] 郭曲练,程智刚,胡浩.麻醉后监测治疗专家共识[J].临床麻醉学杂志,2021,37(1)：89-94.

[23] 支修益,刘伦旭.中国胸外科围手术期气道管理指南(2020版)[J].中国胸心血管外科临床杂志,2021,28(3)：251-262.

[24] 中华医学会心血管病学会分会大血管学组,中国医师协会心血管内科医师分会指南与共识工作委员会会.胸主动脉腔内治疗围手术期管理中国专家共识[J].中华医学杂志,2019(32)：2489-2496.

[25] 李军.围术期高血压管理专家共识[J].临床麻醉学杂志,2016,32(3)：295-297.

[26] 广东省药学会.围手术期血压管理医-药专家共识[J].今日药学,2019,29(5)：289-303.

[27] 徐建国.成人手术后疼痛处理专家共识[J].临床麻醉学杂志,2017,33(9)：911-917.

[28] 万丽,赵晴,陈军,等.疼痛评估量表应用的中国专家共识(2020版)[J].中华疼痛学杂志,2020,16(3)：177-187.

[29] 吴新民,薛张纲,王俊科,等.围术期过敏反应诊治的专家共识[J].中国继续医学教育,2011,3(10)：129-130.

[30] 余奇劲,肖兴鹏.围麻醉期突发事件的挑战[M].北京：中国科学技术出版社,2017.

［31］王轶,韩柳,袁翠,等.成人 ICU 患者外周动脉导管留置与维护的最佳证据总结［J］.中华护理杂志,2020,55(4)：600-606.

［32］王树欣,张丽君,韩文军,等.麻醉后监测治疗室内全身麻醉苏醒期患者呼吸系统并发症的风险评估与防范护理［J］.国际麻醉学与复苏杂志,2018,39(2)：148-152.

［33］张良燕,唐帅,张秀华,等.麻醉后恢复室患者低氧血症发生率及高危因素的回顾性分析［J］.基础医学与临床,2020,40(9)：1242-1246.

［34］刘熠,张毅,唐永忠,等.麻醉恢复室低氧血症预测模型的建立与校验［J］.临床麻醉学杂志,2021,37(1)：55-58.

［35］郭成军,信满坤.2017 AHA/ACC/HRS 室性心律失常处理与预防心脏猝死指南释要［J］.中华心律失常学杂志,2017,21(6)：547-552.

［36］陈佳佳,童莺歌,刘苗苗,等.术后疼痛管理质量评价指标体系的构建［J］.中华现代护理杂志,2020,26(14)：1821-1827.

［37］苏曼曼,周阳.术后疼痛管理研究进展［J］.护理研究,2018,32(17)：2669-2672.

［38］张淼,张野,胡宪文,等.麻醉护士为基础的围术期疼痛管理教育在胃癌患者术后疼痛管理中的应用［J］.麻醉安全与质控,2020,4(5)：292-296.

［39］吴美,程云,周红艳,等.老年患者术后谵妄非药物预防措施的证据总结［J］.护理学杂志,2019,34(7)：76-79.

［40］周林,何亚伦,曹梅利,等.ICU 患者疼痛、躁动、谵妄护理管理评估与策略及实施现状［J］.中国护理管理,2019,19(3)：444-448.

［41］阚敏慧,范隆,葛明非,等.全身麻醉术后苏醒延迟的原因及处理策略［J］.北京医学,2020,42(7)：657-659.

［42］邵兵,李宇柯,光洪德.麻醉后监测治疗室全麻患者苏醒延迟的原因与护理对策［J］.护士进修杂志,2017,32(13)：1222-1224.

［43］GAN T J, BELANI K G, BERGESE S, et al. Fourth consensus guidelines for the management of postoperative nausea and vomiting［J］. Anesth Analg, 2020,131(2)：411-448.

［44］王巧萍,李景,王晓辉.术后恶心呕吐的危险因素与防治的研究进展［J］.麻醉安全与质控,2019,3(4)：240-244.

［45］周鸿志,杨朝坤,周正容,等.全麻苏醒期保温护理对胸腔镜肺手术患者麻醉及应激状况的影响分析［J］.中国实用护理杂志,2019,35(14)：1075-1078.

［46］李丽,裴华莲,邵丽,等.手术室护理人员实施围术期保温护理现状的质

性研究[J].中华现代护理杂志,2017,23(14):1863-1867.

[47] 刘剑.手术中后期复合保温措施对颅脑手术患者低体温和不良反应的影响[J].中华现代护理杂志,2018,24(15):1825-1827.

[48] 余文静,肖瑶,胡娟娟,等.预防围手术期患者低体温的最佳证据总结[J].中华护理杂志,2019,54(4):589-594.

[49] 张森,张野,陈红.合保温对胸腔镜手术患者术后低体温及复苏期并发症的影响[J].麻醉安全与质控,2018(2):36-40.

[50] 胡焕盛,黄娟娟,安小凤,等.肌电图观察超声引导锁骨上臂丛神经阻滞对膈神经传导和膈肌电位的影响[J].中国现代医生,2020,58(9):162-170.

[51] 周阳永.B超引导下臂丛神经阻滞麻醉的应用效果及并发症观察[J].现代医用影像学,2020,29(9):1734-1738.

[52] 何亚军,刘敬臣.2008—2012年广西各级医院椎管内麻醉神经系统并发症初步调查分析[J].临床麻醉学杂志,2013,29(8):792-793.

[53] 陈燕,何亮,衡新华.椎管内麻醉后神经并发症600例分析[J].昆明医学院学报,2012,32(11):99-102.

[54] 张偌翠,张转运,华薇,等.构建麻醉恢复室护理质量评价指标体系[J].中国卫生质量管理,2020,27(6):76-80.

[55] CHAER R A. MD主动脉腔内修复的并发症[EB/OL](2021-9-16)[2021-12-22]. http://www-uptodate-cn-https. uptodatecn. njgl. yuntsg. cn:2222/contents/zh-Hans/complications-of-endovascular-abdominal-aortic-repair?search=%E4%B8%BB%E5%8A%A8%E8%84%89%E8%85%94%E5%86%85%E4%BF%AE%E5%A4%8D%E7%9A%84%E5%B9%B6%E5%8F%91%E7%97%87&source = search _ result&selectedTitle = 1～118&usage _ type=default&display_rank=1

[56] FAIRMAN R M. MD颈动脉内膜切除术的并发症[EB/OL](2020-11-16)[2021-12-22]. http://www-uptodate-cn-https. uptodatecn. njgl. yuntsg. cn:2222/contents/zh-Hans/complications-of-carotid-endarterectomy? search =%E9%A2%88%E5%8A%A8%E8%84%89%E5%86%85%E8%86%9C%E5%89%A5%E8%84%B1&source = search _ result&selectedTitle － 2～69&usage_ type=default&display_rank=2

[57] 翁艳敏,朱娴,傅巧美.颈动脉内膜剥脱术后患者并发症的观察与护理[J].解放军护理杂志,2015,32(6):56-58.

[58] 吴小莉,王波,涂国龙,等.颈动脉内膜斑块剥脱术围手术期护理体会

[J].中国临床神经外科杂志,2021,26(6):469-470.

[59] 王慧.脊柱侧弯矫正术后患者麻醉复苏室内给予不同护理干预的效果对比[J].当代临床医刊,2018,31(1):2.

[60] 李从容.开颅手术后引流管的护理体会[J].中国医药指南,2011,9(02):147.

[61] 任泽平,熊柴,周哲.中国人口老龄化的特征与趋势[N].中国老年报,2020-09-02(004).

[62] 谢瑞华,付万发.衰弱评估工具的研究进展[J].中国老年学杂志,2021,41(18):4142-4145.

[63] CONDE M V, ADAMS S G. 术后肺部并发症处理概述[EB/OL].(2021-11-08)[2021-11-20]. http://www-uptodate-cn-https. uptodatecn. njgl. yuntsg. cn: 2222/contents/zh-Hans/overview-of-the-management-of-postoperative-pulmonary-complications? sectionName=%E8%82%BA%E4%B8%8D%E5%BC%A0&search=% E8% 82% BA% E4% B8% 8D% E5% BC% A0&topicRef=94348&anchor=H3&source=see_link♯H3.

[64] RICHARD M, JEREMY B, JONATHAN M A. Hyperventilation syndrome in adults[EB/OL]. (2021-11-29)[2021-12-28]. http://www-uptodate-cn-https. uptodatecn. njgl. yuntsg. cn: 2222/contents/hyperventilation-syndrome-in-adults.

[65] 纪文泰,王薇,薄禄龙,等.围手术期低氧血症患者的无创呼吸支持治疗:欧洲麻醉学会与欧洲重症监护医学会联合指南解读[J].国际麻醉学与复苏杂志,2021,42(1):4-7.

[66] 薄禄龙,卞金俊,邓小明.手术患者肺保护性通气策略:国际专家组推荐规范的解读[J].国际麻醉学与复苏杂志,2020,41(5):417-421.

[67] 刘倩,周瑜,王小雨,等.单肺通气期间出现低氧血症的病例分析1例[J].麻醉安全与质控,2021,5(2):105-107.

[68] 罗利珍.麻醉恢复室患者全麻苏醒期躁动的护理研究进展[J].现代医院,2019,19(7):1052-1054.

[69] 冯昭妍,张松,俞卫锋.成人全麻后苏醒期躁动的研究进展[J].临床麻醉学杂志,2021,37(7):769-772.

[70] 廖红建,兰金山.全麻术后声音嘶哑39例诊治分析[J].浙江实用医学,2020,25(2):99-100,111.

[71] 刘志锋,江青山,彭静,等.气管插管全身麻醉外科手术后声音嘶哑的临

床分析[J].中国现代医学杂志,2018,28(25):88-91.

[72] 王娟,边爽,唐小苗,等.有创机械通气并发气胸的临床诊疗进展[J].临床与病理杂志,2021,41(11):2722-2729.

[73] 王笑宇,王旭东.张力性气胸的急诊处理[J].中国临床医生杂志,2016,44(2):17-18.

[74] 孙彩萍,李筱梅,张珂,等.18例围产期急性肺水肿的临床分析[J].中国妇幼保健,2016,31(12):2465-2466.

[75] ESTAPE R, MENDEZ L E, ANGIOLI R, et al. Urinary diversion in gynecologic oncology[J]. Surg Clin North Am, 2001,81(4):781-797.

[76] PETROS J G, AUGUSTIONOS P, LOPEZ M J. Pelvic exenteration for carcinoma of the colon and rectum[J]. Semin Surg Oncol, 1999, 17:206.

[77] KAEFER M, TOBIN M S, HENDREN W H, et al. Continent urinary diversion: the children's hospital experience [J]. J Urol, 1997 (4), 157:1394-1399.

[78] ZARINS C K, WOLF Y G, LEE W A, et al. Will endovascular repair replace open surgery for abdominal aortic aneurysm repair? [J]. Ann Surg, 2000, 232:501-507.

[79] HEIKKINEN M A, ARKO F R, ZARINS C K. What is the significance of endoleaks and endotension [J]. Surg Clin North Am, 2004, 84:1337-1352.